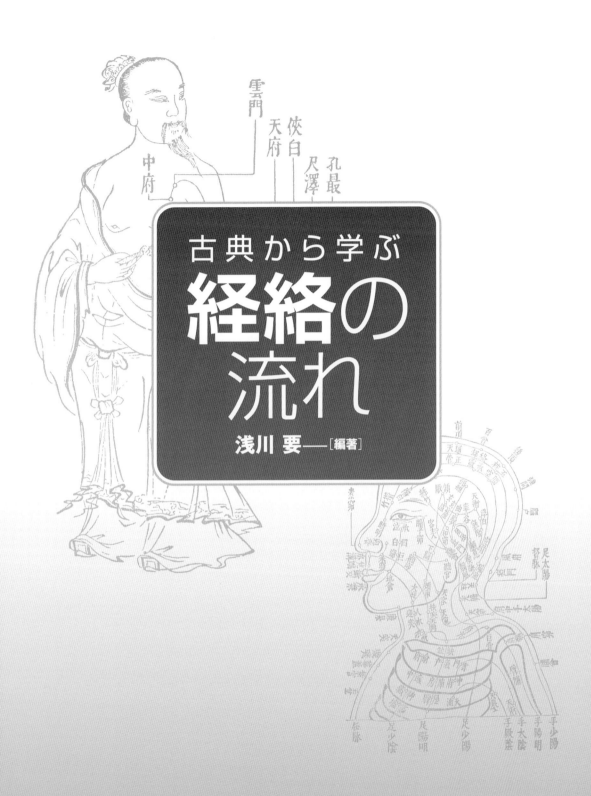

# 古典から学ぶ
# 経絡の流れ

浅川 要――[編著]

東洋学術出版社

# まえがき

　鍼灸配穴原則の基本の１つに「循経取穴法」がある。『霊枢』終始篇に「病の上に在る者は下に之を取り，病の下に在る者は高きに之を取り，病の頭に在る者は之を足に取り，病の腰に在る者は之を膕に取る」とあるように，『黄帝内経』には経脈の循行にもとづくこの取穴法が数多く見受けられる。

　ところで『鍼灸甲乙経』『銅人腧穴鍼灸図経』『鍼灸大成』など歴代の鍼灸書には，各経穴に「主治」と「刺灸手技」が記載されている。そして，その主治の多くは「経脈の通じる所は，主治の及ぶ所」という慣用句で言い表されているように，経穴が所属する経絡の循行部位における病症である。たとえば手陽明大腸経の合谷穴は，『四総穴歌』（明代の『乾坤生意』出）に「面口合谷これを収む」とあるように，顔面の様々な病症を主治できるが，これは大腸経が手指から前腕，上腕を通って顔面部まで循行しているからにほかならない。

　しかし，大腸経各穴の主治を１つひとつ見てみると，たとえば同経の商陽穴では，「耳鳴，耳聾」が主治にあげられている。常識的には，大腸経は「上りて鼻孔を挟む」ところで終わっていて，大腸経の循行には耳とのかかわりが出てこないのだが，商陽穴はなぜ，耳の病症を治すことができるのだろうか。

　これは要するに，「其の別なる者，耳に入りて，宗脈に合す」と『霊枢』経脈篇にあるように，大腸経の絡脈が耳に入っているからである。したがって大腸経には，耳に関係する経穴が存在するのである。同様に，足三里穴の主治に「目不明」があるが，これは，胃経の経別（別行する正経）が目系につながっているからにほかならない。

　こうして見てみると，各経穴の主治を各経脈の循行を視野に入れて考える際には，本経のみではなく，絡脈や経別までを含めて，体系的に経絡をとらえなければならないのであろう。

　翻って，日本の鍼灸学校における現行の教科書『新編　経絡経穴概論』は，経穴の解剖学的位置については詳細に述べられているが，歴代の鍼灸書に登場する「主治」や「手技」がまったく示されていない。これは，道具の説明書において，その道具がなにに使うものなのか，どのように使うのかを記していないに等しいことである。さらに，各経穴が「主治」を欠くことによって，十四経の各経ごとに冒頭に書かれている経脈流注は，その後に続く所属の経穴と結びつかず，流注説明は単なる飾り物でしかなくなってしまっている。さらに流注説明も絡脈や経別を省くことによって，学生が経絡流注の全貌を知るには程遠いものとなっている。

　もし東洋医学にもとづく鍼灸治療を志すならば，経穴の主治に依拠するだけでなく，その経穴が所属する経絡の流注に着目しなければならず，さらには，その経絡循行の理解は絡脈や経別も含めた全体的なものでなければならないであろう。

そうして見てみると，経穴についての書籍は巷にあふれる簡単な「ツボ療法」本から，鍼灸師向けの「経穴主治」書まで様々なものが世に出されているが，「経穴主治」の根底をなす経絡流注の全体像をとらえようとする書は，日本ではほとんど見受けられない。

　本書では読者が経脈循行の理解を深められるよう，『黄帝内経』まで遡り『素問』『霊枢』から，経絡の循行に関する部分を経別や絡脈，経筋など経脈ごとに取り出してまとめた。さらに『類経』（明代・張介賓著）から『霊枢』経脈篇の各経脈流注に関連する部分をそれに附し，日本語訳を施した。そのうえで，経別や絡脈までも含めて各経脈の循行をまとめた『経脈病候弁証與針灸論治』（張吉主編，人民衛生出版社 2006 年 6 月刊，日本語版を東洋学術出版社より刊行予定）を一部，手直しして訳出し，「×× 経の循行についてのまとめ」として，各経の末尾に記した。

　人体の全体像を経絡の体系でとらえようとするとき，本書がその一助になれば幸甚である。とりわけ，鍼灸学校の学生諸君が，教科書『新編　経絡経穴概論』のサブテキストとして，本書を用いていただければ本望である。

2017 年 7 月

浅川　要

# 凡　例

主篇

1．『素問』原文は明・顧従徳本（日本経絡学会影印本 1992 年版）を使用した。

2．『霊枢』原文は『霊枢』明・無名氏本（底本は日本経絡学会影印本 1992 年版）を使用した。

3．『素問』『霊枢』の書き下し文は東洋学術出版社刊『現代語訳・黄帝内経素問』『現代語訳・黄帝内経霊枢』におおむね，準拠した。

4．引用した『類経』（明代・張介賓）の文中，半切などで示された漢字の発音に関する記載は，本書の目的と直接，関係がないため省略した。たとえば，「臑，儒，軟二音，又奴刀，奴到二切」や「系音係」などである。また，引用文中，「此下十二経為病，見疾病類第十，與此本出同篇，所当互考」や「詳見後十六」などの一文も本書が『類経』の訳書ではないため，割愛してある。さらに『類経』に登場する経穴の位置は，混乱を避けるため，『新版　経絡経穴概論』のそれをそのまま掲載した。

5．奇経八脈の任脈と督脈は，『素問』『霊枢』に散在していて，まとまった記載がないため，「その他の関連資料」として，『難経』や後世の『銅人腧穴鍼灸図経』（宋代・王惟一編），『奇経八脈考』（明代・李時珍著）からも引用した。

6．馬王堆帛書の『足臂十一脈灸経』と『陰陽十一脈灸経』の循行に関しては，『経脈病候弁証與鍼灸論治』（張吉主編，人民衛生出版社 2006 年 6 月刊）を用いた。

7．本書のなかで書かれている十四経脈の循行に関する「まとめ」は，主に『経脈病候弁証與鍼灸論治』（張吉主編　人民衛生出版社 2006 年 6 月刊）をおおむね訳出したものであるが，一部，手直しした部分がある。

付篇（参考資料）

1．「資料 2　十四経循行図」の各経脈図は，『針灸学』（上海中医学院編，人民衛生出版社 1974 年刊行，浅川要ほか 3 名による同名の邦訳は刊々堂刊）をリライトしたものである。また「十四経循行図」に付した各経脈流注の書き下し文は刊々堂刊『針灸学』のそれをそのまま掲載した。

2．「資料 5　経絡の循行に関する基本的字句」は，『針灸学』（上海中医学院編，人民衛生出版社 1974 年刊行，同名の邦訳は刊々堂刊）にもとづいている。

3．「資料 7　経別の循行経路と六合表」の「六合表」は『針灸学』（上海中医学院編，人民衛生出版社 1974 年刊行，同名の邦訳は刊々堂刊）を参考にした。

4．「資料 14　鍼灸学校『経絡経穴概論』の経絡流注」では，経絡流注の参考資料として，日本理療科教員連盟と東洋療法学校協会が作成した現行の経絡経穴教科書『新版　経絡経穴概論』の記載をそのまま掲載した。

# 目　次

まえがき …………………………………………………… i

凡例 ………………………………………………………… iii

## 主　篇

手太陰肺経の循行 ……………………………………… 3

手陽明大腸経の循行 …………………………………… 12

足陽明胃経の循行 ……………………………………… 20

足太陰脾経の循行 ……………………………………… 32

手少陰心経の循行 ……………………………………… 39

手太陽小腸経の循行 …………………………………… 45

足太陽膀胱経の循行 …………………………………… 52

足少陰腎経の循行 ……………………………………… 61

手厥陰心包経の循行 …………………………………… 70

手少陽三焦経の循行 …………………………………… 77

足少陽胆経の循行 ……………………………………… 84

足厥陰肝経の循行 ……………………………………… 94

任脈の循行 ……………………………………………… 101

督脈の循行 ……………………………………………… 106

# 付　篇（参考資料）

| 資料1 | 経絡系統一覧 | 115 |
| 資料2 | 十四経脈循行図 | 116 |
| 資料3 | 経絡に関する基本知識 | 130 |
| 資料4 | 経絡循行に関する用語一覧 | 133 |
| 資料5 | 経絡の循行に関する基本的字句 | 135 |
| 資料6 | 経絡表記の変遷 | 136 |
| 資料7 | 経別の循行経路と六合表 | 138 |
| 資料8 | 絡脈循行一覧 | 140 |
| 資料9 | 十二経脈の属絡関係と起点部位 | 141 |
| 資料10 | 十二経脈の標本関係 | 142 |
| 資料11 | 足六経脈の根結関係 | 144 |
| 資料12 | 六陽経の根溜注入関係 | 145 |
| 資料13 | 十四経脈の病候 | 146 |
| 資料14 | 『新版　経絡経穴概論』の経絡流注 | 156 |
| 資料15 | 経絡循行に関する歴代の論争点のいくつか | 160 |

索引 …………………………………………………………… 161

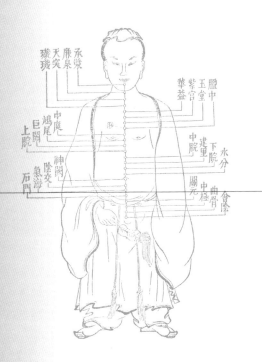

主篇

# 手太陰肺経の循行

　　肺手太陰之脉．起于中焦．下絡大腸．還循胃口．上膈．屬肺．從肺系
横出腋下．下循臑内．行少陰心主之前．下肘中．循臂内上骨下廉．入寸
口．上魚．循魚際．出大指之端．
　　其支者．從腕後．直出次指内廉．出其端．

（『霊枢』経脈第十）

【書き下し文】

　　肺　手の太陰の脈は，中焦①に起こり，下って（下に）大腸に絡う。還って胃口②を循り，膈③を上り，肺に属し，肺系④より横に腋下に出で，下って臑⑤の内を循り，少陰，心主⑥の前を行き，肘中⑦を下り，臂⑧の内の上骨⑨の下廉⑩を循り，寸口⑪に入り，魚を上る。魚際⑫を循り，大指⑬の端に出づ。

　　其の支なる者は腕⑭の後より次指⑮の内廉に直に出で，其の端に出づ。

【語意】

①中焦——この場合の中焦は胃，中脘穴，胃と並ぶものなどの諸説がある。

②胃口——噴門と幽門。

③膈——横隔膜，もしくは上焦と中焦を隔てる抽象的な膈膜。

④肺系——喉から肺に至るまでの気管，もしくは鼻から喉を通り肺までの気道の総称。

⑤臑——上腕，肩関節から肘に至るまでの部位。

⑥少陰，心主——手少陰心経と手厥陰心包経。

⑦肘中——肘の中もしくは尺沢穴。

⑧臂——前腕。

⑨上骨——橈骨。

⑩下廉——下のへり。

⑪寸口——橈骨動脈の脈診部位。

⑫魚際——母指球と手背の境目。

⑬大指——母指。

⑭腕——手首。腕関節。

⑮次指——示指。

## 張介賓 『類経』

肺手太陰之脉．起于中焦．

十二経脈所属，肺為手太陰経也。中焦当胃中脘，在臍上四寸之分。手之三陰，従蔵走手，故手太陰脉発于此。凡後手三陰経，皆自内而出也。愚按：此十二経者，即営気也。営行脉中，而序必始于肺経者，以脉気流経，経気帰于肺，肺朝百脉以行陰陽，而五蔵六府皆以受気，故十二経以肺経為首，循序相伝，尽于足厥陰肝経而又伝于肺，終而復始，是為一周。

【現代語訳】

　十二経脈の所属では，肺は手太陰経である。中焦は胃の中脘穴に当たり，臍の上4寸の部分に在る。手の三陰経脈は蔵から手に走る。したがって手太陰脈はこのところから始まる。後の手三陰経もすべて皆，内より出るのである。私が思うに，この十二経とは即ち営気のことである。営気が脈中を行る順序が肺経より始まるのは，脈気は経を流れ，経気は肺に帰し，肺は百脈を朝めて，陰陽を行らし，而も五蔵六府は皆な気を受けるからである。したがって十二経は肺経を首とし，順序に従って相伝し，足厥陰肝経で尽きて，また肺に伝わる。終わって復た始まり，これで一周となるのである。

下絡大腸．

絡，聯絡也。当任脉水分穴之分，肺脉絡于大腸，以肺與大腸為表裏也。按：十二経相通，各有表裏。凡在本経者皆曰属，以此通彼者皆曰絡，故在手太陰則曰属肺絡大腸，在手陽明則曰属大腸絡肺，彼此互更，皆以本経為主也。下文十二経皆倣此。

【現代語訳】

　絡とは連絡することである。任脈の水分穴の部分で，肺脈は大腸に絡す。それによって肺と大腸は表裏となっている。思うに十二経は相通じ，各々に表裏が有る。全て本経に在ることを属と曰い，此れから彼れに通じることを皆，絡と曰う。故に手太陰経では肺に属し，大腸に絡すと曰い，手陽明経では，大腸に属し肺に絡すと曰う。彼れ此れ互いに更わるのは皆，本経を主とするからである。下文の十二経も皆，これに倣っている。

還循胃口．

還，復也。循，巡繞也。自大腸而上，復循胃口。

【現代語訳】

　還は復，循は巡り繞ること。大腸より上り，復胃口を循る。

上膈．屬肺．

膈，膈膜也。人有膈膜，居心肺之下，前齊鳩尾，後齊十一椎，周囲相着，所以遮隔濁気，不使上熏心肺也。属者，所部之謂。

【現代語訳】

膈とは膈膜のことである。人には膈膜が心肺の下に居り，前は鳩尾と齊く，後は十一椎に齊い。周回に相着くことで，濁気を遮り隔て，濁気が心肺に上り薫ずることのないようにしている。属とは部（統べること）する所を謂う。

従肺系横出腋下．

肺系，喉嚨也。喉以通気，下連于肺。膊之下，脇之上曰腋。腋下，即中府之旁。

【現代語訳】

肺系とは喉嚨（喉頭と気管）のこと。喉は気を通じさせて下は肺に連なる。膊（腕の意，髆と混同して用いられるが，髆の場合は肩甲骨の意）の下，脇の上を腋と曰う。腋の下が即ち中府穴の傍らである。

下循臑内．

膊之内側，上至腋，下至肘，嫩耎白肉曰臑，天府侠白之次也。

【現代語訳】

膊の内側で上は腋に至り，下は肘に至る嫩耎（嫩はなよなよしたの意，耎は軟と同じで軟らかいの意）した白肉を臑と曰う。天府穴，侠白穴の次である。

行少陰心主之前．

少陰，心経也。心主，手厥陰経也。手之三陰，太陰在前，厥陰在中，少陰在後也。

【現代語訳】

少陰とは心経，心主とは手厥陰経のことである。手の三陰では太陰が前に在り，厥陰は中に在り，少陰は後に在る。

下肘中．循臂内．

膊臂之交曰肘中，穴名尺沢。肘以下為臂。内，内側也。行孔最，列缺，経渠之次。

【現代語訳】

膊（この場合は上腕）と臂（前腕）の交わりを肘中と曰い，穴名は尺沢。肘より下が臂で

手太陰肺経の循行　5

ある。内は内側のこと。孔最，列欠，経渠各穴の次を行う。

上骨下廉．入寸口．

骨，掌後高骨也。下廉，骨下側也。寸口，関前動脉也，即太淵穴処。

【現代語訳】

　骨とは掌の後の高骨（橈骨）のことである。下廉は骨の下側のこと。寸口は腕関節手前の動脈拍動部で，即ち太淵穴のところ。

上魚．循魚際．

手腕之前，大指本節之間，其肥肉隆起形如魚者，統謂之魚。寸口之前，魚之後，曰魚際穴。

【現代語訳】

　手腕の前で母指本節の間にあり，其の肥肉の隆起が魚のような形の者を統べて魚（母指球）と謂う。寸口の前で魚の後を魚際穴と曰う。

出大指之端．

端，指尖也，即少商穴，手太陰肺経止于此。

【現代語訳】

　端とは指尖のことで，即ち少商穴。手太陰肺経はこのところで止まる。

其支者．従腕後．直出次指内廉．出其端．

支者，如木之有枝，此以正経之外而復有旁通之絡也。臂掌之交曰腕，此本経別絡，従腕後上側列缺穴直出次指之端，交商陽穴而接乎手陽明経也。

【現代語訳】

　支とは木に枝が有るようなもので，この支とは正経の外に復た傍通の絡が有るということである。臂（前腕）と掌（手の平）の交わりを腕と曰う。肺経本経の別絡が腕後の上側にある列欠穴から示指の端に直に出て，商陽穴に交わり，手陽明経と接続する。

『類経』（張介賓）「経絡類・二,十二経脈」肺経部分に記された経穴の所属経脈,要穴,位置

| 経穴名 | 所属 | 要穴名 | 位置 |
|---|---|---|---|
| 中脘<br>ちゅうかん | 任脈 | 胃募穴<br>八会穴の腑会 | 上腹部，前正中線上，臍中央の上方４寸 |
| 水分<br>すいぶん | 任脈 | | 上腹部，前正中線上，臍中央の上方１寸 |
| 鳩尾<br>きゅうび | 任脈 | 任脈絡穴 | 上腹部，前正中線上，胸骨体下端の下方１寸 |
| 中府<br>ちゅうふ | 肺経 | 肺募穴 | 前胸部，第１肋間と同じ高さ，鎖骨下窩の外側，前正中線の外方６寸 |
| 天府<br>てんぷ | 肺経 | | 上腕前外側，上腕二頭筋外側縁，腋窩横紋前端の下方３寸 |
| 侠白<br>きょうはく | 肺経 | | 上腕前外側，上腕二頭筋外側縁，腋窩横紋前縁の下方４寸 |
| 尺沢<br>しゃくたく | 肺経 | 肺経合水穴 | 肘前部，肘窩横紋上，上腕二頭筋腱外方の陥凹部 |
| 孔最<br>こうさい | 肺経 | 肺経郄穴 | 前腕前外側，尺沢と太淵を結ぶ線上，手関節掌側横紋の上方７寸 |
| 列欠<br>れっけつ | 肺経 | 肺経絡穴<br>八脈交会穴 | 前腕橈側，長母指外転筋腱と短母指伸筋腱の間，手関節掌側横紋の上方１寸５分 |
| 経渠<br>けいきょ | 肺経 | 肺経経金穴 | 前腕前外側，橈骨下端の橈側で外側に最も突出した部位と橈骨動脈の間，手関節掌側横紋の上方１寸 |
| 太淵<br>たいえん | 肺経 | 肺経原穴<br>肺経兪土穴<br>八会穴の脈会 | 手関節前外側，橈骨茎状突起と舟状骨の間，長母指外転筋腱の尺側陥凹部 |
| 魚際<br>ぎょさい | 肺経 | 肺経榮火穴 | 手掌，第１中手骨中点の橈側，赤白肉際 |
| 少商<br>しょうしょう | 肺経 | 肺経井木穴 | 母指，末節骨橈側，爪甲角の近位外方１分（指寸），爪甲橈側縁の垂線と爪甲基底部の水平線との交点 |
| 商陽<br>しょうよう | 大腸経 | 大腸経井金穴 | 示指，末節骨橈側，爪甲角の近位外方１分（指寸），爪甲橈側縁の垂線と爪甲基底部の水平線との交点 |

## ▌手太陰之別＝絡脈

　手太陰之別．名曰列缺．起于腕上分間．並太陰之經．直入掌中．散入于魚際．・・・取之去腕半寸．別走陽明也．

（『霊枢』経脈第十）

【書き下し文】

　手の太陰の別①は，名付けて列缺という。腕上分間②に起こり，太陰の経に並び③て，直に掌中に入り④，散じて魚際に入る⑤。・・・これを腕を去ること半寸⑥に取る。別れて陽明に走るなり。

## 【語意】

①別——本経から別れて表裏経に走るので，別という。絡と同義として，絡脈と呼ばれている。

②分間——分肉の間，分肉は白肉（皮下脂肪層）と赤肉（筋肉層）を合わせた言い方。

③太陰の経に並ぶ——太陰の脈に沿った形で循行する。

④直に掌中に入る——手掌に真直ぐ入る。

⑤散じて魚際に入る——散らばって魚際に入る意だが，魚際のところに散ずる（『現代語訳 黄帝内経霊枢』）とするものもある。

⑥半寸——原文は半寸だが，『太素』や『脈経』では1寸半とする。


## 手太陰之正＝経別，別行する正経

> 手太陰之正．別入淵腋．少陰之前．入走肺．散之大腸．上出缺盆．循
> 喉嚨．復合陽明．此六合也．
>
> 　　　　　　　　　　　　　　　　　　　　　　　　　　　（『霊枢』経別第十一）

## 【書き下し文】

　手の太陰の正①は，別れて淵腋②，少陰③の前に入り，入りて肺に走り，散④じて大腸に之⑤く。上は（もしくは上りて）缺盆⑥に出で，喉嚨⑦を循りて，復た陽明⑧に合す。此れ，六合⑨なり。

## 【語意】

①正——「××経之正」は本経から別かれた経脈であり，正経の別ルートであることを示している。経別と呼ばれる。

②淵腋——足少陽胆経。腋下3寸。

③少陰——この場合，心経の極泉穴を意味すると考えられている。

④散——肺に入って，散らばるの意味。

⑤之——この場合，ゆくという意味の動詞。

⑥缺盆——鎖骨上窩。

⑦喉嚨——咽喉部。

⑧陽明——手陽明大腸経。

⑨六合——陰経は表裏経の陽経に，陽経は本経に合流する。これを「経別の六合関係」という。

## 手太陰之筋＝経筋

　　手太陰之筋．起于大指之上．循指上行．結于魚後．行寸口外側．上循臂．結肘中．上臑内廉．入腋下．出缺盆．結肩前髃．上結缺盆．下結胸裏．散貫賁．合賁下．抵季脇．

(『霊枢』経筋第十三)

### 【書き下し文】

　手の太陰の筋は，大指の上①に起こり，指を循って上行し，魚後②に結び，寸口の外側を行き，上って臂を循り，肘中③に結ぶ。臑の内廉を上り，腋下に入り，缺盆④に出で，肩の前髃⑤に結び，上って缺盆に結び，下って胸裏⑥に結び，散⑦じて賁⑧を貫き，賁下⑨に合して，季脇⑩に抵る。

### 【語意】

①大指の上──母指の上とするが，少商穴を指すという説もある。

②魚後──魚際を指す，もしくは魚際の後ろの意。

③肘中──肘の中もしくは尺沢穴。

④缺盆──鎖骨上窩。

⑤前髃──肩の前側。肩内陵穴がある。

⑥胸裏──胸の中。

⑦散──胸の中に入ってから，散らばるの意味。

⑧賁──胃の噴門部。

⑨賁下──胃の噴門部の下。横隔膜とする説もある。

⑩季脇──第 11，12 肋軟骨部。

## その他の関連資料

### ● 『霊枢』邪客第七十一

　　手太陰之脉．出於大指之端．内屈循白肉際．至本節之後大淵．留以澹．外屈上於本節之下．内屈．與陰諸絡．會於魚際．數脉并注．其氣滑利．伏行壅骨之下．外屈出於寸口而行．上至於肘内廉．入於大筋之下．内屈上行臑陰．入腋下．内屈走肺．此順行逆數之屈折也．

### 【書き下し文】

　手の太陰の脈は，大指の端より出で，内に屈して白肉際①を循り，本節②の後の大淵に至り，留れて以て澹とし③て，外に屈して本節の下に上り，内に屈して陰の諸絡と魚際に会す。数

脈并注して，其の気滑利たり。雍骨④の下に伏行し，外に屈して寸口に出でて行き，上りて肘の内廉に至り，大筋の下に入り，内に屈して臑陰⑤を上行し，腋下に入り，内に屈して肺に入る。此れ順行逆数の屈折なり⑥。

【語意】

①白肉際──際は境界線。肢体の内側と外側を白肉，赤肉とする。その境を白肉際ないし赤白肉際という。

②本節──手足の指と掌との関節部で，手足の背部の隆起しているところ。

③留れて以て澹とし──澹は水が揺れ動く様をいう。脈が太淵まで至ると拍動していることを言い表したもの。

④雍骨──第1中手骨。

⑤臑陰──臑は肩より下，肘より上の部分。臑陰とは手の三陰経が流注する上腕内側。

⑥此れ順行逆数の屈折なり──手太陰肺経は肺から手に走るのが順行，手から肺に向うのが逆行。逆数とは逆行の順序のこと。

## ● 『素問』繆刺論第六十三

邪客於手足少陰太陰足陽明之絡．此五絡皆會於耳中．・・・

【書き下し文】

邪　手足の少陰・太陰・足の陽明の絡に客すれば，此の五絡　皆　耳中に会し，・・・

（訳者注：心経，腎経，脾経，胃経の箇所では，再録しない）

## ●馬王堆帛書

『足臂十一脈灸経』

臂泰陰脈，循筋上廉，以奏臑内，出腋内廉，之心。

『陰陽十一脈灸経』

臂鉅（巨）陰脈，在于手掌中，出臂内陰両骨之間，上骨下廉，筋之上，出臂内陰，入心中。

### ■ 手太陰肺経の循行についてのまとめ

Ⅰ．肺経の循行経路には相反する2種類がある。1つは胸から手の末端に循行するもので，『霊枢』経脈篇などにみられる。もう1つは手から胸に向かうもので，『足臂十一脈灸経』や『陰陽十一脈灸経』『霊枢』邪客篇がそうである。しかし，『霊枢』邪客篇

の流注説明の文末に「此順行逆数之屈折也」という一文があるので，肺経の循行経路は邪客篇では逆に述べたに過ぎず，馬王堆帛書を除くいずれの書の記載も，肺経が胸から手指に進む循行は一致しているとされる。

Ⅱ．『足臂十一脈灸経』と『陰陽十一脈灸経』の経脈の循行は，比較的簡略で，未完成である。

Ⅲ．『霊枢』邪客篇では，経脈の流注において「與陰諸絡．會於魚際．數脉并注．（本節の後ろの魚際の部分で，手少陰心経と手厥陰心包経の諸絡と相会し，数脈が並んで注ぐ）」と『霊枢』経脈篇と異なる部分がある。

Ⅳ．『霊枢』経脈篇，『霊枢』経別篇などにもとづくと，手太陰肺経の循行は下記の通り。
　①中焦に起こり，中焦から下行して大腸を絡い，大腸から戻って胃口（噴門部と幽門部）に至り，膈（横隔膜）を貫いて肺に属す。
　②その主幹線は肺系（気管）の両側に沿って上行し，鎖骨下に至って，横に行き，第1肋間の外側に至って体表に出て，下に向かって屈曲し，腋下前方に至る。さらに上肢内側を循行し，手少陰心経と手厥陰心包経の前方を進み，直に下って肘の中に至る。肘関節の内側前縁を経て，前腕内側の橈骨下縁を循り，橈骨茎状突起内側で動脈の拍動が手に感ずる部分に至り，魚際の赤白肉際（肢体表面の外側面と内側面の境）に沿って，母指爪甲の橈側端に到達する。
　③その支脈は腕関節の上方から分かれ出て，第1，2中手骨の間を行り，示指橈側面に沿って示指の指端に到達し，手陽明大腸経と接続する。
　④肺経の別支は2支ある。
　　　その1支は，腋前の手太陰経から分かれ出て，淵腋部に進入して，手少陰経の前を行り，胸中に進入して，肺に分布し，肺経に沿って下行し，膈（横隔膜）を貫いて大腸に布し，大腸と連系する。
　　　もう1支は肺中から分かれ出て欠盆（鎖骨上窩）の内側縁を循り，喉嚨（咽喉部）を循って下顎部に至り，手陽明大腸経と接続する。
　⑤肺経の絡脈は腕関節の上方1寸5分のところにある列欠穴から分かれ出て，横に行き，手陽明大腸経に通じている。列欠穴のところからはさらに1本の絡脈が手太陰肺経と並んで下行し，掌中に進んで魚際（母指球）に散ずる。
　⑥『霊枢』邪客篇によると，第1中手骨近側端から分かれ出た1本の絡脈が内側に向って屈し，手少陰心経，手厥陰心包経と魚際部で交叉し，数脈が並んで流注するとする。
　⑦『素問』繆刺論によると，手足の少陰・太陰・足陽明の5絡は，耳中で会するとしているので，肺経の絡脈の1枝も耳に流注していると考えられる。

# 手陽明大腸経の循行

大腸手陽明之脉．起于大指次指之端．循指上廉．出合谷兩骨之間．上
入兩筋之中．循臂上廉．入肘外廉．上臑外前廉．上肩．出髃骨之前廉．
上出于柱骨之會上．下入缺盆．絡肺．下膈．屬大腸．

其支者．從缺盆．上頸．貫頬．入下齒中．還出挾口．交人中．左之右．
右之左．上挾鼻孔．

（『霊枢』経脈第十）

## 【書き下し文】

大腸 手の陽明の脈は，大指次指の端①に起こり，指の上廉②を循り，合谷両骨の間③に出で，
上りて両筋④の中に入り，臂の上廉⑤を循り，肘の外廉⑥に入り，臑の外前廉⑦を上り，肩に
上り，髃骨の前廉⑧に出で，上りて柱骨⑨の会上⑩に出で，下りて缺盆⑪に入りて，肺に絡い，
膈を下りて大腸に属す。其の支なる者は缺盆より頸に上りて頬を貫き，下歯の中に入り，還
り出でて，口を挟み，人中⑫に交わり，左は右に之き，右は左に之き⑬，上りて鼻孔を挟む。

## 【語意】

①大指次指の端——大指から数えて2番目の指。人差し指のこと。あるいは次指（示指）の
　大指（母指）側を指す。その端は先端。「商陽」穴がその井穴。

②指の上廉——示指橈側の上のへり。「二間」「三間」穴を通過する。

③合谷両骨の間——第1，第2中手骨の間，俗に「虎口」，もしくは「合谷」という。あ
　るいは「合谷穴」を指す。

④両筋——長母指伸筋腱と短母指伸筋腱の間。「陽渓穴」を指す。

⑤臂の上廉——前腕の上のへり。「偏歴」「温溜」穴を通過する。

⑥肘の外廉——肘の外端。厳密には肘窩横紋外側端（橈側端）の「曲池」穴。

⑦臑の外前廉——臑は上腕，肩関節から肘に至るまでの部位。上腕の外側前縁のこと。「肘髎」，
　「五里」，「臂臑」穴が存在する。

⑧髃骨の前廉——髃骨とは肩甲骨と鎖骨が連結しているところ。肩峰。髃は端の意。「髃骨
　之前廉」では肩峰の前縁。

⑨柱骨——第7頸椎棘突起。大椎穴に当たる。

12　主篇

⑩会上——諸陽経が交るので，「會上」という。

⑪缺盆——鎖骨上窩。

⑫人中——人中穴。

⑬左は右に之き，右は左に之く——左から来た脈は右にゆき，右から来た脈は左にゆくの意。之はゆくという動詞。

## 張介賓『類経』

大腸手陽明之脉．起于大指次指之端．

大腸為手陽明経也。大指次指，即食指之端也，穴名商陽。手之三陽，従手走頭，故手陽明脉発于此。凡後手三陽経皆然。

【現代語訳】

　大腸は手陽明経である。大指次指とは即ち示指の端のことである。穴名は商陽。手の三陽経は手から頭に走る。したがって手陽明脈もこの場所から出発する。凡て後の三陽経も同様である。

循指上廉．出合谷兩骨之間．

循義見前，凡前已注明者後不再注，余仿此。上廉，上側也。凡経脉陽行于外，陰行于内，後諸経皆同。循指上廉，二間，三間也。合谷，穴名。両骨，即大指次指後岐骨間也，俗名虎口。

【現代語訳】

　循の意味は前を見ること。凡てすでに前述の注で明らかにしたものは，その後に再び注を加えることはしない。余のもこれと同様である。上廉とは上側のこと。凡て陽の経脈は外を行り，陰の経脈は内を行る。後の諸経も皆同じである。指の上廉を循るとは二間穴，三間穴のこと。合谷は穴名である。両骨とは即ち大指（母指）と次指（示指）の後ろの岐骨（中手骨）の間のことで，俗に虎口と名う。

上入兩筋之中．

腕中上側両筋陥中，陽渓穴也。

【現代語訳】

　腕の中の上側で両筋（長母指伸筋腱と短母指伸筋腱）の陥凹中が陽渓穴である。

循臂上廉．入肘外廉．

循陽渓等穴以上曲池也。

手陽明大腸経の循行　13

**【現代語訳】**

陽渓などの穴を循って，曲池穴に上る。

上臑外前廉．上肩．出髃骨之前廉．

上臑外前廉，行肘髎，五里，臂臑也。肩端骨罅為髃骨，以上肩髃，巨骨也。髃，隅同。

**【現代語訳】**

臑（上腕）外側の前廉を上り，肘髎穴，五里穴，臂臑穴を行る。肩端の骨罅（隙間）が髃骨（肩峰）である。肩髃穴，巨骨穴に上る。髃は隅と同じ。

上出于柱骨之會上．

肩背之上，頸項之根，為天柱骨。六陽皆会于督脉之大椎，是為会上。

**【現代語訳】**

肩背の上，頸項の根が天柱骨（第7頸椎棘突起）である。六陽経は皆，督脈の大椎穴で交会するので，会上というのである。

下入缺盆．絡肺．下膈．屬大腸．

自大椎而前，入足陽明之缺盆，絡于肺中，復下膈，当臍旁天枢之分属于大腸，與肺相為表裏也。

**【現代語訳】**

大椎穴より前にすすみ，足陽明経の欠盆穴に入り，肺中に絡し，復，膈を下り，臍の傍らの天枢穴の部分で大腸に属し，肺と相互に表裏となっている。

其支者．從缺盆．上頸．貫頰．入下齒中．

頭茎為頸。耳下曲処為頰。頸中之穴，天鼎，扶突也。

**【現代語訳】**

頭の茎が頸である。耳の下の曲がる場所が頰である。頸中の穴は天鼎，扶突である。

還出挾口．交人中．左之右．右之左．上挾鼻孔．

人中，即督脉之水溝穴。由人中而左右互交，上挾鼻孔者，自禾髎以交于迎香穴也。手陽明経止于此，乃自山根交承泣穴而接乎足陽明経也。

**【現代語訳】**

人中とは即ち督脈の水溝穴のこと。人中穴で左右経が互いに交わる。上りて鼻孔を挟むとは，禾髎穴より迎香穴に交わることである。手陽明経はこの部位で止まる。さらに山根穴より承泣穴に交わり，ここで足陽明経に接続する。

『類経』（張介賓）「経絡類・二，十二経脈」大腸経部分に記された経穴の所属経脈，要穴名，位置

| 経穴名 | 所属 | 要穴 | 位置 |
|---|---|---|---|
| 商陽（しょうよう） | 大腸経 | 大腸経井金穴 | 示指，末節骨橈側，爪甲角の近位外方1分（指寸），爪甲橈側縁の垂線と爪甲基底部の水平線の交点 |
| 二間（じかん） | 大腸経 | 大腸経滎水穴 | 示指，第2中手指節関節橈側の遠位陥凹部，赤白肉際 |
| 三間（さんかん） | 大腸経 | 大腸経兪木穴 | 示指，第2中手指節関節橈側の近位陥凹部 |
| 合谷（ごうこく） | 大腸経 | 大腸経原穴 | 手背，第2中手骨中点の橈側 |
| 陽渓（ようけい） | 大腸経 | 大腸経経火穴 | 手関節後外側，手関節背側横紋橈側，橈骨茎状突起の遠位，タバコ窩（橈骨小窩）の陥凹部 |
| 曲池（きょくち） | 大腸経 | 大腸経合土穴 | 肘外側，尺沢と上腕骨外側上顆を結ぶ線上の中点 |
| 肘髎（ちゅうりょう） | 大腸経 | | 肘後外側，上腕骨外側上顆の上縁，外側顆上稜の前縁 |
| 手五里（てごり） | 大腸経 | | 上腕外側，曲池と肩髃を結ぶ線上，肘窩横紋の上方3寸 |
| 臂臑（ひじゅ） | 大腸経 | | 上腕外側，三角筋前縁，曲池の上方7寸 |
| 肩髃（けんぐう） | 大腸経 | | 肩周囲部，肩峰外縁の前端と上腕骨大結節の間の陥凹部 |
| 巨骨（ここつ） | 大腸経 | | 肩周囲部，鎖骨の肩峰端と肩甲棘の間の陥凹部 |
| 大椎（だいつい） | 督脈 | | 後頸部，後正中線上，第7頸椎棘突起下方の陥凹部 |
| 欠盆（けつぼん） | 胃経 | | 前頸部，大鎖骨上窩，前正中線の外方4寸，鎖骨上方の陥凹部 |
| 天枢（てんすう） | 胃経 | 大腸募穴 | 上腹部，臍中央の外方2寸 |
| 天鼎（てんてい） | 大腸経 | | 前頸部，輪状軟骨と同じ高さ，胸鎖乳突筋の後縁 |
| 扶突（ふとつ） | 大腸経 | | 前頸部，甲状軟骨上縁と同じ高さ，胸鎖乳突筋の前縁と後縁の間 |
| 水溝（すいこう） | 督脈 | | 顔面部，人中溝の中点 |
| 禾髎（かりょう） | 大腸経 | | 顔面部，人中溝中点と同じ高さ，鼻孔外縁の下方 |
| 迎香（げいこう） | 大腸経 | | 顔面部，鼻唇溝中，鼻翼外縁中点と同じ高さ |
| 山根（さんこん） | | 経外奇穴 | 両内眼角の中点 |
| 承泣（しょうきゅう） | 胃経 | | 顔面部，眼球と眼窩下縁の間，瞳孔線上 |

## 手陽明之別＝絡脈

　手陽明之別．名曰偏歴．去腕三寸．別入太陰．其別者．上循臂．乗肩髃．上曲頬偏歯．其別者．入耳．合于宗脈．

（『霊枢』経脈第十）

手陽明大腸経の循行　15

**【書き下し文】**

　手の陽明の別は，名付けて偏歴という。腕を去ること三寸，別れて太陰に入る。其の別れたる者は，上りて臂を循り，肩髃に乗じ，曲頬①に上りて，歯に偏す②。其の別れたる者は，耳に入り，宗脈③に合す。

**【語意】**

①曲頬——下顎角付近。大迎穴や頬車穴がある。

②歯に偏す——「歯根の片側」，もしくは「もっぱら歯の部分」を走行する意。

③宗脈——多くの経脈が集まっていること。

## 手陽明之正＝経別，別行する正経

> 　手陽明之正．從手循膺乳．別于肩髃．入柱骨．下走大腸．屬于肺．上循喉嚨．出缺盆．合于陽明也．
>
> （『霊枢』経別第十一）

**【書き下し文】**

　手の陽明の正①は，手より膺乳②を循り，肩髃③に別れ，柱骨④に入り，下りて大腸に走り，肺に属す。上りて喉嚨⑤を循り，缺盆⑥に出で，陽明に合するなり。

**【語意】**

①正——「××経之正」は本経から別れた経脈であり，正経の別ルートであることを示している。経別と呼ばれる。

②膺乳——膺は側胸の肉の隆起したところ。乳は乳房。

③肩髃——肩髃穴，肩峰。

④柱骨——第7頸椎棘突起。大椎穴に当たる。

⑤喉嚨——咽喉部。

⑥缺盆——鎖骨上窩。

## 手陽明之筋＝経筋

> 　手陽明之筋．起于大指次指之端．結于腕．上循臂．上結于肘外．上臑．結于髃．
>
> 　其支者．繞肩胛．挾脊．
>
> 　直者．從肩髃上頸．
>
> 　其支者．上頬．結于頄．

直者．上出手太陽之前．上左角．絡頭．下右頷．

(『霊枢』経筋第十三)

## 【書き下し文】

　手の陽明の筋は，大指次指の端①に起こり，腕②に結び，上りて臂③を循り，上りて肘外に結び，臑④に上り，髃⑤に結ぶ。其の支なる者は，肩胛を繞い，脊を挟む。直なる者は，肩髃より頸に上る。其の支なる者は，頬に上り，頄⑥に結ぶ。直なる者は，上りて手の太陽の前に出で，左角に上り，頭を絡い，右頷⑦に下る。

## 【語意】

①大指次指の端——大指から数えて二番目の指。人差し指のこと。あるいは次指（示指）の大指（母指）側を指す。その端は先端。「商陽」穴がその井穴。

②腕——腕関節部。

③臂——前腕。

④臑——上腕。

⑤髃——肩髃。

⑥頄——頬骨部。

⑦頷——顎下部。


## その他の関連資料

### ●『霊枢』邪気蔵府病形第四

大腸合入于巨虚上廉．

## 【書き下し文】

　大腸の合は，巨虚上廉に入る。

### ●『霊枢』寒熱病第二十一

臂陽明．有入頄徧歯者．名曰大迎．

## 【書き下し文】

　臂の陽明に頄①に入り歯に徧く者あり，名付けて大迎と曰う。

## 【語意】

①頄——顴骨の下。

手陽明大腸経の循行　17

## ● 『素問』熱論篇三十一

陽主肉，其脉侠鼻，絡於目．

### 【書き下し文】
陽明は肉を主り，その脈は鼻を挟み，目に絡う。

## ● 馬王堆帛書
『足臂十一脈灸経』
臂陽明脈，出中指間，循骨上廉，出臑外廉，上奏枕，之口。

『陰陽十一脈灸経』
歯脈，起于次指與大指，上出臂上廉，入肘中，乗臑，穿頬，入歯中，挟鼻。

---

### ■ 手陽明大腸経の循行についてのまとめ

Ⅰ．大腸経の循行に関しては，『足臂十一脈灸経』『陰陽十一脈灸経』をはじめすべての経絡書が，手指から上行する循行路線を示している。

Ⅱ．『霊枢』経脈篇と『霊枢』経別篇などにもとづくと，手陽明大腸経の循行は下記の通り。
　①示指橈側端に起こり，ここで，手太陰肺経と接続している。
　②示指橈側に沿って第1中手骨と第2中手骨の間を進み，腕関節の橈骨茎状突起前方の陥凹部から上って橈骨外側に入り，短母指伸筋と長母指伸筋の中を肘関節まで至り，肘関節の橈側を経て上腕外側前縁を循って肩関節上縁の肩峰部（肩髃穴）に至る。
　③肩上から頸椎部に至り，諸陽経と大椎穴で会する。
　④大椎穴のところから折れて前に向かって進み，さらに深層に入って鎖骨上窩に到り胸中に入り，肺を絡う。
　⑤その主幹線は欠盆（鎖骨上窩）から下に向かって直行し，膈（横膈膜）を穿ち，本腑の大腸に分布する。
　⑥欠盆（鎖骨上窩）のところから支脈が分かれ出て，上に向かい頸部を循って下顎部に至り，深く入って下歯齦の中に至り，再び内から反回して口角を廻り，上唇に至って人中穴で左右が交わり，左辺の経脈は右辺に到り，右辺の経脈は左辺に到り，上に行って鼻翼の両傍の迎香穴を挟み，さらに足陽明胃経と接続する。

⑦その内循行線は大腸から足陽明胃経に合入し，上巨虚穴に出て，大腸腑の下合穴となっている。

⑧大腸経の経別には2つの分支がある。その1支は手背部から分かれ出て，上って肘を循り，上腕部から内に屈して胸膺（膺は側胸の肉の隆起したところ）と乳房部に至り，上って肩峰の肩髃穴に至り，本経と並行して肩を過ぎ，頸椎に至り，翻って還り胸腔に進入し，膈（横膈膜）を過ぎて，大腸に分布する。別の1支は肩髃部から直行して上り喉嚨（咽喉）を循り，欠盆（鎖骨上窩）に浅く出て，その脈気はまた手陽明大腸経の本経に合流する。

⑨手陽明大腸経の絡脈の第1支は，腕関節の上方3寸の偏歴穴から分かれ出て，手太陰肺経に向かう。第2支は本経と平行して腕を上り，肩髃穴に至り，肩部を進み，頸に沿い，下顎角を循って下歯齦中に入る。別の1絡脈は下顎角から分かれて上行し，耳の中に入り，耳中の大脈と接続する。

# 足陽明胃経の循行

　　胃足陽明之脉．起於鼻．之交頞中．旁納太陽之脉．下循鼻外．入上歯中．還出挾口．環脣．下交承漿．却循頤後下廉．出大迎．循頰車．上耳前．過客主人．循髮際．至額顱．

　　其支者．從大迎前下人迎．循喉嚨．入缺盆．下膈．屬胃．絡脾．

　　其直者．從缺盆．下乳内廉．下挾臍．入氣街中．

　　其支者．起于胃口．下循腹裏．下至氣街中而合．以下髀關．抵伏兔．下膝臏中．下循脛外廉．下足跗．入中指内間．

　　其支者．下廉三寸而別．下入中指外間．

　　其支者．別跗上．入大指間．出其端．

（『霊枢』経脈第十）

## 【書き下し文】

　　胃　足の陽明の脈は，鼻に起こり，之きて頞中に交わり①，旁ら太陽の脈を納②め，下りて鼻外を循り，上歯の中に入り，還り出て口を挟み，脣を環り，下りて承漿③に交わり，却きて頤④後の下廉を循り，大迎⑤に出で，頰車⑥を循り，耳前を上り，客主人⑦を過ぎ，髮際を循り，額顱⑧に至る。

　　其の支なる者は，大迎の前より人迎⑨に下り，喉嚨⑩を循り，缺盆⑪に入り，膈を下り，胃に属して脾を絡う。

　　其の直なる者は，缺盆より乳の内廉に下り，下りて臍を挟み，気街⑫の中に入る。

　　其の支なる者は，胃口に起こり，下りて腹裏を循り，下りて気街の中に至りて合し，以て髀関⑬に下り，伏兔⑭に抵り，膝臏⑮の中に下り，下りて脛の外廉を循り，足跗⑯に下り，中指の内間に入る。

　　其の支なる者は，廉を下ること三寸にして別れ，下りて中指の外間に入る。

　　其の支なる者は，跗上に別れ，大指の間に入り，其の端に出づ。

## 【語意】

①鼻に起こり，之きて頞中に交わり──「起於鼻．之交頞中」この一文はどこで切るのかで，

20　　主篇

意見が分かれる。「之」を動詞と考えれば，「鼻に起こり，之きて頞中に交わり」となるが，「之」を助詞とするならば，「鼻の交頞中に起こり」となる。頞中は鼻梁。「交頞」という身体を表す用語は中医学の辞書類には見当たらないが，藤本蓮風著『臓腑経絡学ノート』では，交頞中として，「額と鼻」と解釈する。

②納──『鍼灸甲乙経』では「約」とする。「納」ならば「入る」という意味であり，「約」ならば，束ねるとか，絡まるの意味。

③承漿──任脈穴。下唇下中央のくぼみ。

④頤──下顎。

⑤大迎──穴名。胃経。

⑥頰車──穴名。胃経。

⑦客主人──穴名。胆経。

⑧額顱──前髪と眉の間。

⑨人迎──穴名。胃経。

⑩喉嚨──喉頭と気管。

⑪缺盆──鎖骨上窩。

⑫気街──気衝穴。曲骨の傍ら2寸。

⑬髀関──穴名。胃経。

⑭伏兎──穴名。胃経。

⑮膝臏──膝蓋。臏は膝蓋骨。

⑯足跗──足背。


## 張介賓 『類経』

胃足陽明之脉．起于鼻之交頞中．
胃為足陽明経也。 頞鼻茎也，亦曰山根。交頞，其脉左右互交也。足之三陽，従頭走足，故足陽明脉発于此。凡後足三陽経皆然。

【現代語訳】
　胃は足陽明経である。頞は鼻茎のこと，また山根とも曰う。交頞とは，足陽明の脈が頞で左右に互いに交わるということである。足の三陽経は頭から足に走る。したがって足陽明脈はこのところから始まる。後の足三陽経も皆，同様である。


旁納太陽之脉．
納，入也。足太陽起于目内眥睛明穴，與頞相近，陽明由此下行，故入之也。

【現代語訳】
　納は入ること。足太陽経は目内眥（内眼角）の睛明穴に起こり，頞（鼻茎）とは近い部位

足陽明胃経の循行　21

にある。陽明経はこのところから下行するので，入るというのである。

下循鼻外．入上歯中．

鼻外，即承泣，四白，巨髎之分。

【現代語訳】
鼻の外とは，即ち承泣穴，四白穴，巨髎穴の部分のことである。

還出挟口環唇．下交承漿．

環，繞也。承漿，任脉穴。

【現代語訳】
環は繞ることである。承漿は任脉穴。

却循頤後下廉．出大迎．

腮下為頷。頷中為頤。由地倉以下大迎也。

【現代語訳】
腮（えら）の下が頷（あご）であり，頷（あご）の中央が頤（おとがい）である。地倉穴から大迎穴に下る。

循頬車．上耳前．過客主人．循髪際．至額顱．

頬車，本経穴，在耳下。上耳前，下関也。客主人，足少陽経穴，在耳前。循髪際以上頭維，至額顱，会于督脉之神庭。額顱，髪際前也。

【現代語訳】
頬車穴は本経穴で，耳の下にある。耳の前を上ると下関穴である。客主人穴は足少陽経で，耳の前にある。髪際を循って頭維穴に上り，額顱（前髪と眉の間）に至って，督脉の神庭穴に会する。額顱は髪際の前である。

其支者．従大迎前下人迎．循喉嚨．入缺盆．下膈属胃絡脾．

人迎，缺盆，倶本経穴。属胃，調本経之所属也。絡脾，胃與脾為表裏也。此支自缺盆入内下膈，当上脘中脘之分，属胃絡脾。

【現代語訳】
人迎と欠盆はともに本経穴である。胃に属すとは，本経が所属するということであり，脾に絡すとは，胃と脾が表裏を為していることである。この支脈は欠盆穴のところから内に入り，膈を下り，上脘穴と中脘穴の部分で，胃に属し脾に絡す。

其直者，従缺盆下乳内廉．

直者，直下而外行也。従缺盆下行気戸等穴，以至乳中，乳根也。

【現代語訳】

　直とは直に下って，外を行くことである。欠盆穴から気戸などの穴を下行して，乳中穴，乳根穴に至る。

　下挟臍．

天枢等穴也。

【現代語訳】

　天枢穴などである。

　入気街中．

自外陵等穴下入気街，即気衝也，在毛際両旁鼠蹊上一寸。

【現代語訳】

　外陵などの穴から下って気街穴に入る。気街穴は即ち気衝穴で，毛際の両傍で鼠径部の上方1寸に在る。

　其支者．起于胃口．下循腹裏．下至気街中而合．

胃口，胃之下口，当下脘之分，難経謂之幽門者是也。循腹裏，過足少陰肓腧之外，此即上文支者之脉，由胃下行，而與直者復合于気街之中也。

【現代語訳】

　胃口とは胃の下口で，下脘の部分に当たる。『難経』（四十四難）で謂う幽門がこれである。腹裏を循り，足少陰経の肓兪穴の外を過ぎる。これは上文で「其の支たる者」と記された脈であり，胃より下行して，「其の直なる者」と気街の中で復び合する。

　以下髀関．抵伏兎．下膝臏中．下循脛外廉．下足跗．入中指内間．

髀，股也。抵，至也。髀関，伏兎，皆膝上穴名。自此由陰市諸穴以下。膝蓋曰臏。骭骨曰脛。足面曰跗。此三者，即犢鼻，巨虚，衝陽等穴之次。乃循内庭入中指内間而出厲兌，足陽明経止于此。

【現代語訳】

　髀は股（大腿）である。髀関，伏兎はどちらも膝上の穴名。これより陰市などの諸穴を経由して下る。膝蓋を臏と曰い，骭骨を脛と曰い，足面を跗と曰う。此の3部位は，犢鼻穴，巨虚穴，衝陽の諸穴の次である。そこから内庭穴を循り，足第3指の内側の間に入り，厲兌穴に出る。足陽明経はこのところで止まる。

『類経』（張介賓）「経絡類・二,十二経脈」胃経部分に記された経穴の所属経脈，要穴，位置

| 経穴名 | 所属 | 要穴 | 位置 |
|---|---|---|---|
| 睛明<br>せいめい | 膀胱経 | | 顔面部，内眼角の内上方と眼窩内側壁の間の陥凹部 |
| 承泣<br>しょうきゅう | 胃経 | | 顔面部，眼球と眼窩下縁の間，瞳孔線上 |
| 四白<br>しはく | 胃経 | | 顔面部，眼窩下孔部 |
| 巨髎<br>こりょう | 胃経 | | 顔面部，瞳孔線上，鼻翼下縁と同じ高さ |
| 承漿<br>しょうしょう | 任脈 | | 顔面部，オトガイ唇溝中央の陥凹部 |
| 地倉<br>ちそう | 胃経 | | 顔面部，口角の外方4分（指寸） |
| 大迎<br>だいげい | 胃経 | | 顔面部，下顎角の前方，咬筋付着部の前方陥凹部，顔面動脈上 |
| 頬車<br>きょうしゃ | 胃経 | | 顔面部，下顎角の前上方1横指（中指） |
| 下関<br>げかん | 胃経 | | 顔面部，頬骨弓の下縁中点と下顎切痕の間の陥凹部 |
| 客主人（上関）<br>きゃくしゅじん | 胆経 | | 上関穴の別名，頭部，頬骨弓中央の上際陥凹部 |
| 頭維<br>ずい | 胃経 | | 頭部，額角髪際の直上5分，前正中線の外方4寸5分 |
| 神庭<br>しんてい | 督脈 | | 頭部，前正中線上，前髪際の後方5分 |
| 人迎<br>じんげい | 胃経 | | 前頸部，甲状軟骨上縁と同じ高さ，胸鎖乳突筋の前縁，総頸動脈上 |
| 欠盆<br>けつぼん | 胃経 | | 前頸部，大鎖骨上窩，前正中線の外方4寸，鎖骨上方の陥凹部 |
| 上脘<br>じょうかん | 任脈 | | 上腹部，前正中線上，臍中央の上方5寸 |
| 中脘<br>ちゅうかん | 任脈 | 胃募穴<br>八会穴の腑会 | 上腹部，前正中線上，臍中央の上方4寸 |
| 気戸<br>きこ | 胃経 | | 前胸部，鎖骨下縁，前正中線の外方4寸 |
| 乳中<br>にゅうちゅう | 胃経 | | 前胸部，乳頭中央 |

　　其支者．下廉三寸而別．下入中指外間．其支者．別跗上．入大指間出其端．
　　廉，上廉也。下廉三寸，即豊隆穴。是為陽明別絡，故下入中指外間。又
其支者，自跗上衝陽穴次，別行入大指間，斜出足厥陰行間之次，循大指出
其端，而接乎足太陰経也。

【現代語訳】
　廉とは上廉のこと。廉を3寸下ると即ち豊隆穴で，これは陽明経の別絡なので，下って足
第3指の外側の間に入る。また其の支は跗上（足背）の衝陽穴のところから別行して足第1
指の間に入り，斜めに足厥陰経の行間穴のところに出て，足第1指を循り，其の端に出て，
足太陰経と接続する。

| | | | |
|---|---|---|---|
| 乳根<br>にゅうこん | 胃経 | | 前胸部，第5肋間，前正中線の外方4寸 |
| 天枢<br>てんすう | 胃経 | 大腸募穴 | 上腹部，臍中央の外方2寸 |
| 外陵<br>がいりょう | 胃経 | | 下腹部，臍中央の下方1寸，前正中線の外方2寸 |
| 気街（気衝）<br>きがい | 胃経 | | 鼠蹊部，恥骨結合上縁と同じ高さで，前正中線の外方2寸，大腿動脈拍動部 |
| 下脘<br>げかん | 任脈 | | 上腹部，前正中線上，臍中央の上方2寸 |
| 肓腧（肓兪）<br>こうゆ | 腎経 | | 上腹部，臍中央の外方5分 |
| 髀関<br>ひかん | 胃経 | | 大腿前面，3筋（大腿直筋と縫工筋と大腿筋膜張筋）の近位部の間の陥凹部 |
| 伏兎<br>ふくと | 胃経 | | 大腿前外側，膝蓋骨底外端と上前腸骨棘を結ぶ線上，膝蓋骨底の上方6寸 |
| 陰市<br>いんし | 胃経 | | 大腿前外側，大腿直筋腱の外側で，膝蓋骨底の上方3寸 |
| 犢鼻<br>とくび | 胃経 | | 膝前面，膝蓋靭帯外方の陥凹部 |
| 巨虚<br>（上・下巨虚）<br>こきょ | 胃経 | | 上巨虚穴と下巨虚穴の合称 |
| 衝陽<br>しょうよう | 胃経 | 胃経原穴 | 足背，第2中足骨底部と中間楔状骨の間，足背動脈拍動部 |
| 内庭<br>ないてい | 胃経 | 胃経滎水穴 | 足背，第2・第3足指間，みずかきの後縁，赤白肉際 |
| 厲兌<br>れいだ | 胃経 | 胃経井金穴 | 足の第2指，末節骨外側，爪甲角の近位外方1分（指寸），爪甲外側縁の垂線と爪甲基底部の水平線の交点 |
| 上廉<br>（上巨虚）<br>じょうれん | 胃経 | 大腸下合穴 | 上巨虚穴の別名，下腿前面，犢鼻と解渓を結ぶ線上，犢鼻の下方6寸 |
| 下廉<br>（下巨虚）<br>げれん | 胃経 | 小腸下合穴 | 下巨虚穴の別名，下腿前面，犢鼻と解渓を結ぶ線上，犢鼻の下方9寸 |
| 行間<br>こうかん | 肝経 | 肝経滎火穴 | 足背，第1・第2指間，みずかきの近位，赤白肉際 |

## 足陽明之別＝絡脈

　足陽明之別．名曰豐隆．去踝八寸．別走太陰．其別者．循脛骨外廉．上絡頭項．合諸經之氣．下絡喉嗌．

（『霊枢』経脈第十）

### 【書き下し文】
　足の陽明の別は，名付けて豊隆という。踝を去ること八寸，別れて太陰に走る。其の別れたる者は，脛骨の外廉を循り，上りて頭項を絡い，諸経の気を合して，下りて喉嗌①を絡う。

【語意】

①喉嗌——咽に同じ。咽は口部と鼻部の後部で，食道より上部に位置する空隙を指す。

## 足陽明之正＝経別，別行する正経

> 足陽明之正．上至髀．入于腹裏．屬胃．散之脾．上通于心．上循咽．
> 出于口．上頞頔．還繫目系．合于陽明也．
>
> （『霊枢』経別第十一）

【書き下し文】

足の陽明の正①は，上りて髀に至り，腹裏に入り，胃に属し，散じて脾に之き，上りて心に通じ，上りて咽を循りて口に出で，頞頔②に上り，還りて目系③に繫がり，陽明に合するなり。

【語意】

①正——「××経之正」は本経から別れた経脈であり，正経の別ルートであることを示している。経別と呼ばれる。

②頞頔——頞は読みは「あん」，鼻梁を指す。頔は読みは「せつ」，目の下で頰骨の内側の部位。

③目系——目と脳を結ぶ脈絡。

## 足陽明之筋＝経筋

> 足陽明之筋．起于中三指．結于跗上．邪外上加于輔骨．上結于膝外廉．
> 直上結于髀樞．上循脇．屬脊．
> 其直者．上循骭．結于膝．
> 其支者．結于外輔骨．合少陽．
> 其直者．上循伏兔．上結于髀．聚于陰器．上腹而布．至缺盆而結．上頸．
> 上挾口．合于頄．下結于鼻．上合于太陽．太陽爲目上網．陽明爲目下網．
> 其支者．從頰結于耳前．
>
> （『霊枢』経筋第十三）

【書き下し文】

足の陽明の筋は，中三指①に起こり，跗上②に結び，邪め外に上り，輔骨③に加わり，上りて膝の外廉に結び，直に上りて髀樞④に結び，上りて脇を循り，脊に属す。

26　主篇

其の直なる者は，上りて骭⑤を循り，膝に結ぶ。

其の支なる者は，外輔骨⑥に結び，少陽に合す。

其の直なる者は，上りて伏兎⑦を循り，上りて髀⑧に結び，陰器⑨に聚まり，腹に上りて布し，缺盆⑩に至りて結び，頸に上り，上りて口を挟み，頄⑪に合して，下りて鼻に結び，上りて太陽⑫に合す。太陽は目上網⑬と為し，陽明は目下網⑭と為す。

其の支なる者は，頬より耳前に結ぶ。

## 【語意】

①中三指──第2指と第3指。

②跗上──足背。

③輔骨──輔骨は橈骨を指すが，ここでは脛骨を指す。

④髀枢──股関節。

⑤骭──脛骨。

⑥外輔骨──腓骨。

⑦伏兎──穴名。胃経。

⑧髀──大腿部。

⑨陰器──性器。

⑩缺盆──鎖骨上窩。

⑪頄──頬骨部。

⑫太陽──太陽経筋。

⑬目上網 ──上眼瞼の開閉を司る経筋。

⑭目下網 ──下眼瞼の開閉を司る経筋。

## その他の関連資料

### ●『霊枢』寒熱病第二十一

> 足陽明．有挾鼻入于面者．名曰懸顱．屬口，對入繫目本．

## 【書き下し文】

足の陽明に鼻を挟み面①に入る者あり，名付けて懸顱②と曰う。口に属し③，対入して目本に繋がる④。

## 【語意】

①面──顔の前面。

②懸顱──懸顱穴は胆経穴で耳上角の髪の生え際。胆経と胃経が相通じる。

③口に属す──下行する一脈は口に属すと解する。

足陽明胃経の循行　27

④対入して目本に繋がる——目本は目系に同じ。目系は目と脳を結ぶ脈絡。この一文は「上
　行する部分は口角に向かって眼の深部に入る」（東洋学術出版社刊『現代語訳黄帝内経霊
　枢』）と解されている。

## ●『霊枢』動輸第六十二

> 胃氣上注于肺．其悍氣上衝頭者．循咽．上走空竅．循眼系．入絡腦．出䪼．
> 下客主人．循牙車．合陽明．并下人迎．此胃氣別走于陽明者也．

### 【書き下し文】

　胃気上りて肺に注ぎ，其の悍気①の上りて頭を衝く者は，咽を循り，上りて空竅②に走り，
眼系③を循り，入りて脳に絡い，䪼④に出で，客主人⑤に下り，牙車⑥を循り，陽明に合し，
并びて人迎⑦に下る。此れ胃気の別れて陽明に走る者なり⑧。

### 【語意】

①悍気——衛気のこと。
②空竅——七竅のこと。
③眼系——目と脳を結ぶ脈絡。目系に同じ。
④䪼——頬の腮（えら）の部分。
⑤客主人——胆経の上関穴。
⑥牙車——胃経の頬車穴。
⑦人迎——穴名。胃経。
⑧此れ胃気の別れて陽明に走る者なり——東洋学術出版社刊『現代語訳黄帝内経霊枢』によ
　ると，この句の意味は，人迎脈の拍動は，胃気が上行して肺に注ぎ，その悍気は頭に上り，
　咽を循り，内部に入って脳を絡い，客主人に下り，陽明脈に合流し，並んで人迎に下るた
　めであることをいう。胃気が肺に注ぐ循行経路と少し異なっているので，それで「胃気の
　別れて陽明に走るもの」と言っているのである。

## ●『素問』痿論第四十四

> 陽明者．五藏六府之海．主閏宗筋．宗筋主束骨而利機關也．
> 衝脉者．經脉之海也．主滲灌谿谷．與陽明合於宗筋．陰陽摠宗筋之會．
> 會於氣街．而陽明爲之長．皆屬於帶脉．而絡於督脉．

### 【書き下し文】

　陽明なる者は五藏六府の海にして宗筋を閏①すを主る。宗筋②は骨を束ねて機関③を利する
を主るなり。衝脈なる者は経脈の海なり。

28　主篇

谿谷を滲潅④することを主り，陽明と宗筋に合す。陰陽は宗筋の会に惣⑤して，気街に会す。しかして陽明はこれが長たり。皆　帯脈に属して督脈に絡す⑥。

【語意】

①閏──潤と同義。『鍼灸甲乙経』では「潤」にする。

②宗筋──ここでは数多くの筋脈を意味する。宗筋は陰茎と睾丸を意味することもある。

③機関──関節を指す。『素問』痿論の王冰注では，「腰者身之大関節，所以司屈伸，故曰機関」。

④滲潅 ──滲透し，灌漑すること。潅は灌の略字。

⑤惣──惣は総と同義。

⑥陽明はこれが長たり。皆　帯脈に属して督脈に絡す──東洋学術出版社刊『現代語訳黄帝内経素問』では，「陽明経はすべての経脈を統率して，帯脈に連属し，督脈に連絡している」とする。

## ● 『素問』熱論第三十一

> 陽明主肉．其脉侠鼻絡於目．

【書き下し文】

陽明は肉を主り，其の脈は鼻を挟み，目に絡う。

## ● 『素問』平人気象論第十八

> 胃之大絡．名曰虚里．貫鬲絡肺．出於左乳下．其動應衣．
> 脉宗氣也

【書き下し文】

胃の大絡は名付けて虚里と曰う。鬲を貫き肺を絡い，左の乳の下に出ず。其の動，衣に応ずる①は脈の宗気なり。

【語意】

①其の動，衣に応ずる──『鍼灸甲乙経』などは「衣」を「手」としている。

## ● 馬王堆帛書

『足臂十一脈灸経』

足陽明脈，循骱中，上貫膝中，出股，挟少腹，上出乳内廉，出嗌，挟口，以上之鼻。

『陰陽十一脈灸経』

　　足陽明脈，系于骭骨外廉，循骭而上，穿臏，出魚股之外廉，上穿乳，穿頬，
出目外廉，環顔。

### ■ 足陽明胃経の循行についてのまとめ

Ⅰ．胃経の循行に関しては，『足臂十一脈灸経』『陰陽十一脈灸経』ともに足脛に始まり，
　　上行して顔面部に至るとする。その他のすべての経脈書は，『霊枢』経脈篇と同じ循
　　行方向である。

Ⅱ．『霊枢』経脈篇，経別篇などにもとづくと，足陽明胃経の循行は下記の通り。
　①足陽明胃経は鼻翼の両傍に起こり，ここで手陽明経と接続し，鼻根部を上行して，
　　目内眥のところで足太陽膀胱経と会合する。
　②この部位から1つの支脈が面頬部を循って上行し，足少陽胆経と懸顱穴で交会する。
　③鼻根部ではさらにもう1つの支脈が眼球後方の目系に進入して脳に絡う。
　④下行する支脈は鼻の外側を循って上歯齦中に進入し，下行して両口角の傍らを経
　　て繞り，唇の下の承漿穴に至って左右経が相交わった後，戻って下顎を回り，大
　　迎穴に至る。下顎角を循って上行し，耳前を経て，足少陽胆経の客主人穴を過ぎ，
　　髪際に沿って額角の頭維穴に至る。
　⑤主幹線は大迎穴から下って人迎穴に進み，喉嚨を循って欠盆穴に入る。欠盆穴か
　　ら内外2本の循行支に分かれ出る。
　　ⅰ）内循行支は胸内を経て膈（横隔膜）を下り，本経の胃腑に分布し，表裏経の脾
　　　　臓に連絡する。胃の下口の幽門から腹内を循って下行し，気衝穴に至る。
　　ⅱ）外循行支は欠盆（鎖骨上窩）から分かれ出て，下に向かって直行し，乳頭の内
　　　　側に至り，臍の両側を挟んで下行し，気衝穴に至って腹内を循行してきた内行支
　　　　と相会する。
　　ⅲ）ここから再び下行し，大腿前方の髀関穴，伏兎穴を経て下り，膝蓋の中に至る。
　　　　さらに膝関節の外側から脛骨の外側を下り循り，足関節を経て足背に至り，足第
　　　　2指の外側端に入る。
　　ⅳ）別の一支が膝下3寸の部位から分かれ出て，本経の外を循って足第3指の外側
　　　　に至る。足背においてまた別の一支が斜めに進み，足第1指の内側端で足太陰脾
　　　　経に接続する。
　⑥足陽明胃経の経別の循行は，大腿前面の足陽明経から分かれ出て，上行して髀関
　　穴に至り，下行脈と平行して上り腹内に入り，胃に属して脾に散絡した後，膈（横
　　隔膜）を上って心中を通り，上行して喉嚨を循って上り，口腔に出て口角を循っ

て鼻根と目下に，さらに眼球の後ろにある絡脈（目系）を繞って，脳に通じ，正行する足陽明経に合する。

⑦足陽明胃経の絡脈の循行は，1つは豊隆穴から分出する2支である。

　ⅰ）外果上方8寸の豊隆穴から2支が分かれ出る。

　ⅱ）1支は，脛骨を横に貫いた後，表裏経である内側の足太陰脾経に通じて，表裏経との経気の相互交通を形成している。

　ⅱ）第2支は，豊隆穴から分かれ出た後，脛骨外側を上行し，頭項部に絡し，大椎穴で諸陽経の気と相会し，再び回って喉嚨と咽部に至る。

⑧絡脈のもう1支は，「胃の大絡」と呼ばれているものである。胃の上口から分かれ出て，上って膈を貫き肺に絡し，左乳下に浅く出る。その拍動が衣の上からもわかる部位（手に触れる部位）が虚里であり，脈の宗気の状態を知ることができる。

⑨『素問』繆刺論によると，手足の少陰・太陰・足陽明の5絡は，耳中で会するとしているので，胃経の絡脈の1枝も耳に流注していると考えられる。

⑩『霊枢』経脈篇にもとづけば胃経は「中指内間」で終わり，その別支は「中指外間」に至るとされている。「中指内間」は足第2指と第3指の接合部であり，「中指外間」は足第3指と第4指の接合部であるから，これだけでは胃経が足第2指の先端で終わるということはできない。しかるに，胃経の属兌穴は『霊枢』本輪篇に「胃出于属兌．属兌者．足大指内．次指之端也」とあり，これを補足すれば胃経は足第2指外側端で終わることになる。

# 足太陰脾経の循行

脾足太陰之脉．起于大指之端．循指内側白肉際．過核骨後．上内踝前
廉．上踹内．循脛骨後．交出厥陰之前．上膝股内前廉．入腹．屬脾．絡
胃．上膈．挾咽．連舌本．散舌下．
　其支者．復從胃別上膈．注心中．

（『霊枢』経脈第十）

## 【書き下し文】

　脾　足の太陰の脈は，大指の端に起こり，指の内側の白肉際①を循り，核骨②の後を過ぎ，内踝③の前廉を上り，踹④内を上り，脛骨の後ろを循り，厥陰の前に交わり出で，膝股⑤の内前廉を上り，腹に入り，脾に属し，胃に絡す。膈⑥に上り，咽⑦を挟み，舌本⑧に連なり，舌下に散ずる。

　其の支なる者は，復た胃より別れて，膈に上り，心中に注ぐ。

## 【語意】

①白肉際――赤白肉の際ともいう。赤肉は陽面，白肉は陰面で，際はその境。

②核骨――足の第1指本節後内側で突出している円い骨。

③内踝――内くるぶし。

④踹――ふくらはぎ。『鍼灸甲乙経』や『黄帝内経太素』は「腨」にする。

⑤膝股――膝と大腿。

⑥膈――横隔膜，もしくは上焦と中焦を隔てる抽象的な膈膜。

⑦咽――食道の入り口。

⑧舌本――舌の根本。

## 張介賓『類経』

脾足太陰之脉．起于大指之端．

脾為足太陰経也。起于足大指端隠白穴。足之三陰，従足走腹，故足太陰

脉発于此。凡後足三陰経皆然。

**【現代語訳】**

　脾は足太陰経である。足第1指の端にある隠白穴に始まる。足の三陰経は足から腹に進む。したがって足太陰脈もここから始まる。残りの足三陰経もすべて同じである。

　循指内側白肉際．過核骨後．上内踝前廉．

　循指内側白肉際，行大都，太白等穴。核骨，即大指本節後内側円骨也。滑氏言為孤拐骨者非，蓋孤拐即名踝骨，古有撃踝之説，即今北人所謂打孤拐也。核骨惟一，踝骨則有内外之分。滑氏以足跟骨為踝者亦非，蓋彼曰跟踵，非踝也。

**【現代語訳】**

　足第1指内側の白肉際を循り，大都，太白などの穴を行（めぐ）る。核骨とは大指本節（足第1指基節骨）後内側の円い骨である。滑氏は孤拐骨というが，そうではない。孤拐骨は踝骨と名付けられているものである。古（いにしえ）にいう「撃踝」とは，今の北方の人がいう「孤拐を打つ」のことである。核骨はただ1つであるが，踝骨は内外2つに分かれている。滑氏は足跟骨を踝とするが，それも過ちである。彼れは跟踵（そかかと）といい，踝ではない。

　上踹内．循脛骨後．交出厥陰之前．

　踹，足肚也，亦名腓腸。本経自漏谷上行，交出厥陰之前，即地機，陰陵泉也。踹，本経與腨通用。玉篇以足跟為踹。

**【現代語訳】**

　踹とは足の肚（はち）のことで，別名腓腸（ふくらはぎ）である。本経は漏谷穴から上行し，足厥陰経と交わってその前に出る。即ち地機穴，陰陵泉穴である。本経の踹は腨と同じである。『玉篇』（南北朝に編纂された部首別漢字辞典）では足跟を踹としている。

　上膝股内前廉．

　股，大腿也，一曰髀内為股。前廉，上側也，当血海，箕門之次。

**【現代語訳】**

　股は大腿である。1つには髀（大腿）の内側を股とする。前廉とは上側のことで，血海穴，箕門穴の次（ところ）に当たる。

　入腹．屬脾．絡胃．

　自衝門穴入腹内行。脾與胃為表裏，故于中脘，下脘之分，属脾絡胃也。

足太陰脾経の循行　33

『類経』（張介賓）「経絡類・二, 十二経脈」の脾経部分に記された経穴の所属経脈, 要穴名, 位置

| 経穴名 | 所属 | 要穴 | 位　置 |
|---|---|---|---|
| 隠白<br>（いんぱく） | 脾経 | 脾経井木穴 | 足の第1指，末節骨内側，爪甲角の近位内方1分（指寸），爪甲内側縁の垂線と爪甲基底部の水平線の交点 |
| 大都<br>（だいと） | 脾経 | 脾経滎火穴 | 足の第1指，第1中足指節関節の遠位陥凹部，赤白肉際 |
| 太白<br>（たいはく） | 脾経 | 脾経原穴<br>脾経兪土穴 | 足内側，第1中足指節関節の近位陥凹部，赤白肉際 |
| 漏谷<br>（ろうこく） | 脾経 | | 下腿内側（脛側），脛骨内縁の後際，内果尖の上方6寸 |
| 地機<br>（ちき） | 脾経 | 脾経郄穴 | 下腿内側（脛側），脛骨内縁の後際，陰陵泉の下方3寸 |
| 陰陵泉<br>（いんりょうせん） | 脾経 | 脾経合水穴 | 下腿内側（脛側），脛骨内側顆下縁と脛骨内縁が接する陥凹部 |
| 血海<br>（けっかい） | 脾経 | | 大腿前内側，内側広筋隆起部，膝蓋骨底内端の上方2寸 |
| 箕門<br>（きもん） | 脾経 | | 大腿内側，膝蓋骨底内端と衝門を結ぶ線上，衝門から3分の1，縫工筋と長内転筋の間，大腿動脈拍動部 |
| 衝門<br>（しょうもん） | 脾経 | | 鼠蹊部，鼠蹊溝，大腿動脈拍動部の外方 |
| 中脘<br>（ちゅうかん） | 任脈 | 胃募穴<br>八会穴の腑会 | 上腹部，前正中線上，臍中央の上方4寸 |
| 下脘<br>（げかん） | 任脈 | | 上腹部，前正中線上，臍中央の上方2寸 |
| 府舎<br>（ふしゃ） | 脾経 | | 下腹部，臍中央の下方4寸3分，前正中線の外方4寸 |
| 腹結<br>（ふっけつ） | 脾経 | | 下腹部，臍中央の下方1寸3分，前正中線の外方4寸 |
| 大包<br>（だいほう） | 脾経 | 脾の大絡の絡穴 | 側胸部，第6肋間，中腋窩線上 |

【現代語訳】
　衝門穴から腹内に入って行（めぐ）る。脾と胃は表裏なので，中脘穴，下脘穴の部分で脾に属し胃に絡う。

　上膈．挾咽．連舌本．散舌下．
　咽以嚥物，居喉之後。自胃脘上行至此，連舌本，散舌下而終。本，根也。

【現代語訳】
　咽は物を嚥（のみこ）むところで，喉の後に居（あた）る。胃脘部から上行して此に至り，舌本に連なり，舌下に散じて終わる。本とは根のことである。

　其支者．復從胃別上膈．注心中．
　足太陰外行者，由腹之四行，上府舍，腹結等穴，散于胸中，而止于大包。其内行而支者，自胃脘別上膈，注心中，而接乎手少陰経也。

34　主篇

## 【現代語訳】

　足太陰経で外を行う経脈は，腹の四行（前正中線外方４寸）を府舎穴，腹結穴などの順で上り，胸中に散じ，大包穴で止まる。其の内側を行う支脈は胃脘部から別かれて膈（横隔膜）を上り，心中に注いで，手少陰経に接続する。

## ■ 足太陰之別＝絡脈

> 足太陰之別. 名曰公孫. 去本節之後一寸. 別走陽明. 其別者. 入絡腸胃.
>
> （『霊枢』経脈第十）

### 【書き下し文】

　足の太陰の別は，名付けて公孫と曰う。本節の後を去ること一寸，別れて陽明に走る。其の別れたる者は，入りて腸胃に絡う。

> 脾之大絡. 名曰大包. 出淵腋下三寸. 布胸脇.
>
> （『霊枢』経脈第十）

### 【書き下し文】

　脾の大絡は，名付けて大包と曰う。淵腋の下三寸に出で，胸脇に布す。

## ■ 足太陰之正＝経別，別行する正経

> 足太陰之正. 上至髀. 合于陽明. 與別倶行. 上結于咽. 貫舌中. 此爲三合也.
>
> （『霊枢』経別第十一）

### 【書き下し文】

　足の太陰の正は，上りて髀に至り，陽明に合し，別と倶に行き①，上りて咽に結②び，舌中③を貫く。此れ三合と為すなり。

### 【語意】

①別と倶に行き——「與別倶行」は東洋学術出版社刊『現代語訳黄帝内経霊枢』では，「與に別れ倶に行き」と書き下している。素直に読めば，「別と倶に行き」で，胃経の別行する正経と一緒に上行すると解釈できる。

②結——『太素』では，「絡」にする。

③舌中——『太素』では，「舌本」にする。

足太陰脾経の循行　35

## 足太陰之筋＝経筋

　　足太陰之筋．起于大指之端内側．上結于内踝．其直者．絡于膝内輔骨．
上循陰股．結于髀．聚于陰器．上腹．結于臍．循腹裏．結于肋．散于胸
中．其内者．著于脊．

（『霊枢』経筋第十三）

**【書き下し文】**

　　足の太陰の筋は，大指①の端の内側に起こり，上って内踝に結ぶ。其の直なる者は，膝の
内輔骨②に絡い，上りて陰股③を循り，髀④に結び，陰器に聚り，腹を上り，臍に結ぶ。腹裏
を循り，肋に結び，胸中に散ずる。其の内なる者は脊に著く。

**【語意】**

①大指——足第1指。
②膝の内輔骨——膝の内側の脛骨部。
③陰股——大腿内側。
④髀——この場合，大腿上部。


## その他の関連資料

### ●『素問』太陰陽明論第二十九

　　足太陰者三陰也．其脉貫胃屬脾絡嗌．故太陰爲之行氣於三陰．

**【書き下し文】**

　　足の太陰なる者は，三陰①なり。其の脈，胃を貫き，脾に属し，嗌②に絡す。故に太陰此
れがために気を三陰に行らしむ。

**【語意】**

①三陰——三陰は太陰のこと。一陰は厥陰，二陰は少陰。
②嗌——咽喉部。

### ●『素問』熱論第三十一

　　太陰脉布胃中．絡於嗌．

## 【書き下し文】

太陰の脈は，胃中に布し，嗌に絡す。

## ●馬王堆帛書

### 『足臂十一脈灸経』

足泰陰脈，出大指内廉骨際，出内踝上廉，循胻内廉，上膝内廉，出股内廉。

### 『陰陽十一脈灸経』

足泰陰脈，是胃脈也，被胃，下出魚股之陰下廉，腨上廉，出内踝之上廉。

### ■ 足太陰脾経の循行についてのまとめ

Ⅰ．脾経の循行に関しては，『陰陽十一脈灸経』だけが脾から起こり，さらに胃を蓋い，下行して大腿内側を循って内果に至る遠心性の循行を記している。しかしその他の文献はすべて足から求心性に腹部の方へ上行していく循行である。ただし，『足臂十一脈灸経』は「股内廉」で留まっていて，体幹部までは循行していない。その他の文献は，いずれも『霊枢』経脈篇と同様である。

Ⅱ．『霊枢』経脈篇，『霊枢』経別篇などにもとづくと，足太陰脾経の循行は下記の通り。
　①足第1指の内側端に起こり，ここで足陽明胃経と接続している。
　②足第1指の内側白肉の際から第1指の指骨・中足骨を経て，内果前方から斜めに内果上方に向かい，下腿内側に至る。
　③脛骨の後を循り，内果の上方8寸で，足厥陰肝経と交会し，肝経の前面に進む。
　④脛骨の後縁を循り，膝の内側を経て上り，大腿内側前縁に至る。
　⑤直に進み鼠径部に至り，腹中に入る。
　⑥脾に属し胃に絡す。
　⑦膈（横隔膜）を貫き，食道の傍らを挟んで上り，舌根に連なり，舌下に散る。
　⑧その支脈は胃部から分かれ出て，上って膈（横隔膜）を過ぎ，心中に流注して，手少陰心経に接続する。
　⑨大腿内側に2本の別行支がある。第1支は大腿内側のところから分かれ出て，斜めに髀関穴に行き，胃経に合流する。第2支は大腿後内面から分かれ出て，胃経の別行支と並んで進む。鼠径部から腹中に入り，脾胃に分布し，上行して喉部に結び，舌中に分散する。
　⑩足太陰脾経の胸腹部の体表循行については，『霊枢』経脈篇の原文に明確な記載は

ないが，『鍼灸甲乙経』『銅人腧穴鍼灸図経』など，後の鍼灸書には体表の循行が示されている。たとえば「府舎穴は，足太陰経と陰維脈，足厥陰経の交会穴であり，これらの経脈は上下に循行して，腹部に入り肝脾を絡い，胸部に至って心肺に結び，脇から上って肩部に至る」とか，大横穴では「腹哀穴の下3寸に在り，臍の直傍にある。足太陰経と陰維脈の交会穴」などである。さらに期門穴や日月穴なども足太陰経との交会穴である。これらの記述は，脾経の体表循行が，鼠径部から腹直筋の外縁に沿って上行し，脇に至って肩部に上り，深行支は心肺で分かれ，心肺と相通じていることを示している。

⑪脾経の絡脈は2支ある。

　　第1支は第1中足指節関節後方1寸の公孫穴から分出し，足背部の足陽明胃経と交わり通じている。

　　第2支は大腿部を循って上り腹部に入り，大腸，小腸に分布する。

　　足太陰脾経にはさらに「大包」と称する大絡がある。脾臓から分出して，第9肋間に浅く出て，季脇部に及んで淵腋穴に至り，下に向かって折れ，淵腋穴の下3寸の大包穴から胸肋に布す。

⑫『素問』繆刺論によると，手足の少陰・太陰・足陽明の5絡は，耳中で会するとしているので，脾経の絡脈の1枝も耳に流注していると考えられる。

# 手少陰心経の循行

心手少陰之脉．起于心中．出屬心系．下膈．絡小腸．
其支者．從心系．上挾咽．繋目系．
其直者．復從心系却上肺．下出腋下．下循臑内後廉．行太陰心主之後．
下肘内．循臂内後廉．抵掌後鋭骨之端．入掌内後廉．循小指之内．出其端．

（『霊枢』経脈第十）

## 【書き下し文】

心　手の少陰の脈は，心中に起こり，出でて心系①に属し，膈を下って小腸に絡す。

その支なる者は心系より上りて（上に）咽を挟み，目系②に繋がる。

その直なる者③は，復た心系より却りて，肺に上り，下って腋下に出で，下りて（下に）臑の内の後廉を循り，太陰と心主④との後を行き，肘内を下り，臂の内の後廉を循り，掌の後ろの鋭骨⑤の端に抵り，掌の内の後廉に入り，小指の内を循り，其の端に出づ。

## 【語意】

①心系──心と他臓を繋ぐ脈絡。

②目系──目と脳を結ぶ脈絡。各鍼灸学校の教科書『新版　経絡経穴概論』は『十四経発揮』（元代の滑寿著）にもとづき「目系」を「目」としているが，目系と目は異なり，これは誤りである。

③その直なる者──これを『新版　経絡経穴概論』では「本経」としているが，支脈の記載の下にあり，これを支脈のなかの「直なる者」とする説もある（拙訳『針灸学』上海中医学院篇を参照のこと）。この説に立脚すれば心経の本経は内行経のみの循行ということになる。

④太陰と心主──手太陰肺経と手厥陰心包経。

⑤鋭骨──手首の掌側で小指側の小さな骨。豆状骨または小指側の茎状突起。

39

## 張介賓『類経』

心手少陰之脉．起于心中．

心為手少陰経，故脉発于心中。

【現代語訳】

心は手少陰経なので，その脈は心中から起こる。

出屬心系．

心当五椎之下，其系有五，上系連肺，肺下系心，心下三系連脾肝腎，故心通五蔵之気而為之主也。

【現代語訳】

心は脊椎の五椎（第5胸椎）の下に位置し，その系（心系）は五系ある。上の系は肺に連なり，肺から下がって心と系わる。心から下る三系は脾肝腎に連なる。したがって心は五蔵の気に通じ，五蔵の主である。

下膈．絡小腸．

心與小腸為表裏，故下膈当臍上二寸下脘之分絡小腸也。

【現代語訳】

心と小腸は表裏なので，膈を下って臍上2寸の下脘穴の部分で小腸に絡す。

其支者．従心系．上挾咽．繋目系．

支者，従心系出任脉之外，上行挾咽，繋目系，以合于内眥。

【現代語訳】

支は心系から任脈の外に出て，上行して咽を挟み，目系に繋がり，内眥（内眼角）に合する。

其直者．復従心系．却上肺．下出腋下．

直者，経之正脉也。此自前心系復上肺，由足少陽淵腋之次出腋下，上行極泉穴，手少陰経行于外者始此。

【現代語訳】

直とは経の正脈である。この脈は前の心系から再び肺に上り，足少陽胆経の淵腋穴に至り，腋の下に出て，極泉穴に上行する。手少陰心経の外を行く者（外行経）はここから始まる。

下循臑内後廉．行太陰心主之後．

40　主篇

『類経』（張介賓）「経絡類・二, 十二経脈」心経部分に記された経穴の所属経脈, 要穴, 位置

| 経穴名 | 所属 | 要穴 | 位置 |
|---|---|---|---|
| 下脘<br>（げかん） | 任脈 | | 上腹部, 前正中線上, 臍中央の上方2寸 |
| 淵腋<br>（えんえき） | 胆経 | | 側胸部, 第4肋間, 中腋窩線上 |
| 極泉<br>（きょくせん） | 心経 | | 腋窩, 腋窩中央, 腋窩動脈拍動部 |
| 青霊<br>（せいれい） | 心経 | | 上腕内側面, 上腕二頭筋の内側縁, 肘窩横紋の上方3寸 |
| 少海<br>（しょうかい） | 心経 | 心経合水穴 | 肘前内側, 上腕骨内側上顆の前縁, 肘窩横紋と同じ高さ |
| 霊道<br>（れいどう） | 心経 | 心経経金穴 | 前腕前内側, 尺側手根屈筋腱の橈側縁, 手関節掌側横紋の上方1寸5分 |
| 神門<br>（しんもん） | 心経 | 心経原穴<br>心経兪土穴 | 手関節前内側, 尺側手根屈筋腱の橈側縁, 手関節掌側横紋上 |
| 少府<br>（しょうふ） | 心経 | 心経滎火穴 | 手掌, 第5中手指節関節の近位端と同じ高さ, 第4・第5中手骨の間 |
| 少衝<br>（しょうしょう） | 心経 | 心経井木穴 | 小指, 末節骨橈側, 爪甲角の近位外方1分（指寸）, 爪甲橈側縁の垂線と爪甲基底部の水平線との交点 |

臑内後廉, 青霊穴也。手之三陰, 少陰居太陰, 厥陰之後。

【現代語訳】

臑の内後廉には青霊穴がある。手の三陰では, 少陰は太陰, 厥陰の後に位置する。

下肘内. 循臂内後廉.

少海, 霊道等穴也。

【現代語訳】

少海穴, 霊道穴などである。

抵掌後鋭骨之端.

手腕下踝為鋭骨, 神門穴也。

【現代語訳】

手首の下に在る踝（あ）が鋭骨で, 神門穴である。

入掌内後廉. 循小指之内. 出其端.

少府, 少衝也。手少陰経止于此, 乃交小指外側, 而接乎手太陽経也。滑氏曰: 心為君主之官, 尊于他蔵, 故其交経接受, 不假支別云。

【現代語訳】

少府穴, 少衝穴である。手少陰心経はここで止まり, 小指の外側に近づいて手太陽小腸経

に接続する。滑（伯仁）氏は曰う、「心は君主の官なので、他蔵に比べて尊い。したがって、その交経接続は、経脈の支や別に依らないといわれている」と。


## 手少陰之別＝絡脈

　　手少陰之別．名曰通里．去腕一寸半．別而上行．循經入于心中．繋舌
本．屬目系．
　　取之掌後一寸．別走太陽也．

（『霊枢』経脈第十）

【書き下し文】

　手の少陰の別は、名付けて通里という。腕を去ること一寸半①、別れて上行し、経を循りて心中に入り、舌本に繋がり、目系に属す。……（これを掌腕の後ろ一寸に取る）。別れて太陽に走るなり。

【語意】

①腕を去ること一寸半——本句のすぐ後ろに「これを掌腕の後ろ一寸に取る」という一文があり、食い違っている。『太素』では「一寸半」を「一寸」としており、常識的には「一寸半」は誤記とされる。


## 手少陰之正＝経別，別行する正経

　　手少陰之正．別入于淵腋兩筋之間．屬于心．上走喉嚨．出于面．合目
内眥．此爲四合也．

（『霊枢』経別第十一）

【書き下し文】

　手の少陰の正は、別れて淵腋①両筋の間に入り、心に属し、上って喉嚨に走り、面に出でて、目内眥②に合す。此れ、四合をなす。

【語意】

①淵腋——足少陽胆経。腋下3寸。
②目内眥——内眼角。ここで手太陽小腸経の支脈と合流する。

## 手少陰之筋＝経筋

> 手少陰之筋．起于小指之内側．結于鋭骨．上結肘内廉．上入腋．交太
> 陰．挾乳裏．結于胸中．循臂．下繋于臍．
>
> 　　　　　　　　　　　　　　　　　　　　　　　　　（『霊枢』経筋第十三）

### 【書き下し文】

　手の少陰の筋は，小指の内側に起こり，鋭骨[①]に結び，上りて肘の内廉に結ぶ。上りて腋に入り，太陰[②]と交わり，乳裏を挟み，胸中に結び，臂[③]を循り，下りて臍に繋がる。

### 【語意】

①鋭骨——手首の掌側で小指側の小さな骨。豆状骨または小指側の茎状突起。

②太陰——この場合の太陰は手の太陰経筋。

③臂——前腕を指す語であるが，ここで臂がでてくるのはおかしい。明代の張介賓は「臂は
　　賁とすべきである。蓋し心主，少陰の筋はすべて太陰と賁（胃の噴門部）に合して下行す
　　るのである」とする。

## その他の関連資料

### ●馬王堆帛書

**『足臂十一脈灸経』**

　臂少陰脈，循筋下廉，出臑内下廉，出腋，湊（走）脇。

**『陰陽十一脈灸経』**

　臂少陰脈，起于臂両骨之間，下骨上廉，筋之下，出臑内陰，入心中。

### 心経の循行についてのまとめ

Ⅰ．心経の循行経路には相反する２種類がある。１つは手から胸に向かうもので，馬王
　　堆帛書の『足臂十一脈灸経』や『陰陽十一脈灸経』がそうである。もう１つは胸から
　　手の末端に循行するもので，『霊枢』経脈篇などにみられる。

Ⅱ．『霊枢』経脈篇，『霊枢』経別篇などにもとづくと，手少陰心経の循行は下記の通り。
　　①心中から起こり，足太陰脾経と接続している。（脾経は本経の支が心中に注いでいる）

手少陰心経の循行　43

②心中から発する幹線脈は3本である。

　　第1支は心中から出て心系に属し，心系から下行し，膈（横隔膜）を貫いて心と表裏の関係にある小腸に連なる。

　　第2支は心中から出て心系から上行し，咽喉の両側に沿って上顎から眼窩に到り，目系に係わる。

　　第3支は直行する主幹線で，心中から出て心系から両肺に上行し，肺から横に行って脇骨の外側端に至り，腋下に下行し，浅く出て上肢に至り，上腕内側後縁から手太陰肺経と手厥陰心包経の後面を循行し，肘関節屈曲面に至り，前腕内側後縁を循り，手関節の尺骨茎状突起に至り，小指の橈側縁を循り，小指端に直に達して，手太陽小腸経と接続する。

③上記の3本の正経以外に別の1支があり，腋下3寸の淵腋穴（胆経）のところから胸腔に進入し，心に属し，心から喉嚨（咽喉部）に上行し，面部に出てきて，斜めに進んで内眼角に至り，手太陽小腸経と会合する。

④手少陰心経の絡脈には2支ある。

　　第1支は腕関節の上方1寸の通里穴から分かれ出た後，手背に繞って行き，表裏経の小腸経と交わり通じる。

　　第2支は通里穴から分かれ出た後，手少陰心経の正経と並んで逆行し，肘，腋を経て胸に至り，胸中に入り，心に分布して，心から上行して，食道，咽喉に沿って舌根部に分布し，さらに上行して眼窩内に到り，目系に通じる。

⑤『素問』繆刺論によると，手足の少陰・太陰・足陽明の5絡は，耳中で会するとしているので，心経の絡脈の1枝も耳に流注していると考えられる。

# 手太陽小腸経の循行

　　小腸手太陽之脉．起于小指之端．循手外側．上腕．出踝中．直上循臂
骨下廉．出肘内側兩筋之間．上循臑外後廉．出肩解．繞肩胛．交肩上．
入缺盆．絡心．循咽．下膈．抵胃．屬小腸．
　　其支者．從缺盆．循頸．上頰．至目鋭眥．却入耳中．
　　其支者．別頰．上䪼．抵鼻．至目内眥．斜絡于顴．

（『霊枢』経脈第十）

## 【書き下し文】

　小腸　手の太陽の脈は，小指の端に起こり，手の外側を循りて，腕①に上り，踝②の中に出
で，直くに上りて臂骨③の下廉を循り，肘内側の両筋④の間に出で，上りて臑の外後廉を循り，
肩解⑤に出で，肩胛⑥を繞（めぐ）り，肩上に交わり⑦，缺盆に入り，心を絡い，咽⑧を循り，膈に下り，
胃に抵（いた）り，小腸に属す。
　其の支なる者は，缺盆より頸を循りて頰に上り，目鋭眥（もくえいし）⑨に至り，却（しりぞ）きて耳中に入る。
　其の支なる者は，頰に別れて䪼（せつ）⑩に上り，鼻に抵（いた）り，目内眥（もくないし）⑪に至り，斜めに顴（けん）⑫を絡う。

## 【語意】

①腕──腕関節。

②踝──尺骨茎状突起を指す。

③臂骨──前腕の骨（尺骨）。

④肘内側の両筋──肘頭と上腕骨内側上顆。

⑤肩解──肩関節。

⑥肩胛──肩甲骨。

⑦肩上に交わり──督脈と大椎で交わること。

⑧咽──咽と食道。

⑨目鋭眥──外眼角。瞳子髎穴がある。

⑩䪼（せつ）──眼窩下方。頰骨から上歯床までを含む。

⑪目内眥──内眼角。睛明穴がある。

⑫顴（けん）──頰骨。

# 張介賓『類経』

小腸手太陽之脉．起于小指之端．

小腸為手太陽経也。起于小指外側端少沢穴。

【現代語訳】

小腸は手太陽経である。小指外端の少沢穴より起こる。

循手外側．上腕．出踝中．

前谷，後渓，腕骨等穴也。

【現代語訳】

前谷，後渓，腕骨などの穴である。

直上循臂骨下廉．出肘内側兩筋之間．

循臂骨下廉陽谷等穴，出肘内側両骨尖陥中，小海穴也。此処捺之，応于小指之上。

【現代語訳】

臂骨（尺骨）下廉の陽谷などの穴を循り，肘内側の両骨（肘頭と上腕骨内側上顆）の尖端の間の陥凹部に出る。小海穴である。このところを捺すと，小指上に応ずる（ひびく）。

上循臑外後廉．

行手陽明，少陽之外。

【現代語訳】

手陽明経と手少陽経の外を行く。

出肩解．繞肩胛．交肩上．

肩後骨縫曰肩解，即肩貞穴也。肩胛，臑腧，天宗等処也。肩上，秉風，曲垣等穴也。左右交于両肩之上，会于督脉之大椎。滑氏曰：脊両旁為膂，膂上両角為肩解，肩解下成片骨為肩胛，即肩髆也。

【現代語訳】

肩の後の骨の合わせ目を肩解という。即ち肩貞穴である。肩胛とは臑腧，天宗穴などの処である。肩上とは秉風，曲垣などの穴のことである。左右経は両肩の上で交わり，督脈の大椎穴で会する。滑（伯仁）氏は曰う，「脊の両傍が膂であり，膂上の両角が肩解である。肩解の下で平らな面を成す骨が肩胛であり，即ち肩髆（肩甲骨）である」と。

『類経』（張介賓）「経絡類・二，十二経脈」小腸経部分に記された経穴の所属経脈，要穴名，位置

| 経穴名 | 所属 | 要穴 | 位置 |
|---|---|---|---|
| 少沢 （しょうたく） | 小腸経 | 小腸経井金穴 | 小指，末節骨尺側，爪甲角の近位内方1分（指寸），爪甲尺側縁の垂線と爪甲基底部の水平線との交点 |
| 前谷 （ぜんこく） | 小腸経 | 小腸経榮水穴 | 小指，第5中手指節関節尺側の遠位陥凹部，赤白肉際 |
| 後渓 （こうけい） | 小腸経 | 小腸経兪木穴 八脈交会穴 | 手背，第5中手指節関節尺側の近位陥凹部，赤白肉際 |
| 腕骨 （わんこつ） | 小腸経 | 小腸経原穴 | 手関節後内側，第5中手骨底部と三角骨の間の陥凹部，赤白肉際 |
| 陽谷 （ようこく） | 小腸経 | 小腸経経火穴 | 手関節後内側，三角骨と尺骨茎状突起の間の陥凹部 |
| 小海 （しょうかい） | 小腸経 | 小腸経合土穴 | 肘後内側，肘頭と上腕骨内側上顆の間の陥凹部 |
| 肩貞 （けんてい） | 小腸経 | | 肩周囲部，肩関節の後下方，腋窩横紋後端の上方1寸 |
| 臑腧（臑兪） （じゅゆ） | 小腸経 | | 肩周囲部，腋窩横紋後端の上方，肩甲棘の下方陥凹部 |
| 天宗 （てんそう） | 小腸経 | | 肩甲部，肩甲棘の中点と肩甲骨下角を結んだ線上，肩甲棘から3分の1にある陥凹部 |
| 秉風 （へいふう） | 小腸経 | | 肩甲部，棘上窩，肩甲棘中点の上方 |
| 曲垣 （きょくえん） | 小腸経 | | 肩甲部，肩甲棘内端の上方陥凹部 |
| 大椎 （だいつい） | 督脈 | | 後頸部，後正中線上，第7頸椎棘突起下方の陥凹部 |
| 欠盆 （けつぼん） | 胃経 | | 前頸部，大鎖骨上窩，前正中線の外方4寸，鎖骨上方の陥凹部 |
| 膻中 （だんちゅう） | 任脈 | 心包募穴 八会穴の気会 | 前胸部，前正中線上，第4肋間と同じ高さ |
| 天窓 （てんそう） | 小腸経 | | 前頸部，胸鎖乳突筋の後縁，甲状軟骨上縁と同じ高さ |
| 天容 （てんよう） | 小腸経 | | 前頸部，下顎角の後方，胸鎖乳突筋の前方陥凹部 |
| 顴髎 （けんりょう） | 小腸経 | | 顔面部，外眼角の直下，頬骨下方の陥凹部 |
| 聴宮 （ちょうきゅう） | 小腸経 | | 顔面部，耳珠中央の前縁と下顎骨関節突起の間の陥凹部 |

入缺盆．絡心．

自缺盆由胸下行，入膻中絡心，心與小腸為表裏也。

【現代語訳】

欠盆穴から胸を下行し，膻中穴に入って心に絡い，心と小腸は表裏を為している。

循咽．下膈．抵胃．屬小腸．

自缺盆之下，循咽，下膈，抵胃下行，当臍上二寸之分属小腸，此本経之行于内者。

手太陽小腸経の循行　47

【現代語訳】

　欠盆穴の下から咽を循り，膈を下って胃に抵り，下行して臍上２寸の部分で小腸に属す。これは本経の内行する経脈である。

　　其支者．從缺盆．循頸．上頰．至目鋭眥．却入耳中．
　　其支行于外者，出缺盆，循頸中之天窓，上頰後之天容，由顴髎以入耳中聴宮穴也，手太陰経止于此。

【現代語訳】

　其の支で外行する経脈は，欠盆穴を出て，頸中の天窓穴を循り，頰の後の天容穴に上り，顴髎穴から耳中の聴宮穴に入る。手太陰経（手太陽経と解すべき）はここで終わる。

　　其支者．別頰．上䪼．抵鼻．至目内眥．斜絡于顴．
　　目下為䪼。目内角為内眥 。顴，即顴骨下顴髎穴，手太陽自此交目内眥 ，而接乎足太陽経也。

【現代語訳】

　目の下が䪼であり，目の内角が内眥である。顴は顴骨下の顴髎穴で，手太陽経はここから目内眥に交わり，足太陽経に接続する。


## 手太陽之別＝絡脈

> 手太陽之別．名曰支正．上腕五寸．内注少陰．其別者．上走肘．絡肩髃．
>
> 　　　　　　　　　　　　　　　　　　　　　　（『霊枢』経脈第十）

【書き下し文】

　手の太陽の別は，名付けて支正という。腕を上ること五寸，内りて少陰に注ぐ。其の別れたる者は，上りて肘に走り，肩髃①を絡う。

【語意】

①肩髃——肩峰，または肩髃穴。


## 手太陽之正＝経別，別行する正経

> 手太陽之正．指地．別于肩解．入腋．走心．繋小腸也．
>
> 　　　　　　　　　　　　　　　　　　　　（『霊枢』経別第十一）

## 【書き下し文】

手の太陽の正①は，地②を指し，肩解③に別れ，腋に入り，心に走り，小腸に繋がるなり。

## 【語意】

①正——「××経之正」は本経から別れた経脈であり，正経の別ルートであることを示している。経別と呼ばれる。

②地——下方，内方を意味する。下に向かい，内に向かう。

③肩解——肩峰突起もしくは肩関節。

## 手太陽之筋＝経筋

手太陽之筋．起于小指之上．結于腕．上循臂内廉．結于肘内鋭骨之後．
彈之應小指之上．入結于腋下．
其支者．後走腋後廉．上繞肩胛．循頸．出走太陽之前．結于耳後完骨．
其支者．入耳中．
直者．出耳上．下結于頷．上屬目外眥．
本支者．上曲牙．循耳前．屬目外眥．上頷．結于角．

（『霊枢』経筋第十三）

## 【書き下し文】

手の太陽の筋は，小指の上に起こり，腕に結び，上りて臂の内廉①を循り，肘内の鋭骨②の後ろに結び，これを弾ずれば小指の上に応じ，入りて腋下に結ぶ。

其の支なる者は，後ろに腋の後廉に走り，上りて肩胛を繞い，頸を循り，出でて太陽の前に走り，耳後の完骨に結ぶ。

其の支なる者は，耳中に入る。

直なる者は，耳上に出で，下りて頷③に結び，上りて目の外眥に属す。

本支なる者は，曲牙④に上り，耳前を循り，目の外眥に属し，頷に上り，角に結ぶ。

（「本支なる者は」の一文は手少陽経筋の支と重複する。削除すべき。また頷は額でないとおかしい）

## 【語意】

①臂の内廉——前腕の内側のへり。

②肘内の鋭骨——上腕骨内側上顆。

③頷——顎部。

④曲牙——下顎角。

## ■ その他の関連資料

### ● 『霊枢』邪気蔵府病形第四

> 小腸合入于巨虚下廉．

**【書き下し文】**
　小腸の合は巨虚下廉に入る。

### ● 『霊枢』四時気第十九

> 小腹控睾．引腰脊．上衝心．邪在小腸者．連睾系．属于脊．貫肝肺．
> 絡心系．

**【書き下し文】**
　小腹　睾を控き，腰脊を引き，上りて心を衝くは，邪の小腸に在る者にして，睾系に連なり，脊に属し，肝肺を貫き，心系に絡えばなり。

### ●馬王堆帛書

『足臂十一脈灸経』
　臂泰陽脈，出小指，循骨下廉，出臑下廉，出肩外廉，出項，×××目外眥。

『陰陽十一脈灸経』
　肩脈，起于耳後，下肩，出臑外廉，出×××乗手背。

---

### ■ 小腸経の循行についてのまとめ

Ⅰ．小腸経の循行に関しては，『陰陽十一脈灸経』だけが，耳後に起こり，頸を下って
　肩を循り，上腕に至り，手背に向かう形になっており，『霊枢』経脈篇などと起止点
　や循行方向が逆である。『足臂十一脈灸経』の循行は『霊枢』経脈篇と基本的に同じ
　である。

Ⅱ．『霊枢』経脈篇，『霊枢』経別篇などにもとづくと，手太陽小腸経の循行は下記の通り。
　①手太陽小腸経は小指の外側端に起こり，ここで手少陰心経と接続している。
　②小指外側（尺側）と第5中手骨尺側面を循り，腕関節後方の尺骨茎状突起を経て

尺骨外側縁に沿って上行し，尺骨肘頭と上腕骨内側上顆の間に達し，さらに上腕
三頭筋の長頭と外側頭の間から三角筋後縁に沿い，肩甲棘下方を循り，脊柱の方
向に斜めに行き，肩甲部を繞って，肩上に交わり，肩上から前に向かって屈して
欠盆（鎖骨上窩）に進み，胸中に深く入って心臓と連なる。

③その主幹線は胸中から食道に沿って下行し，膈（横隔膜）を貫いて胃に達し，さ
らに下に向かって本経の腑である小腸に属す。

④その別行支は肩甲の後ろから分かれ出て，腋窩に至り，胸中に深く入って心に分布
し，さらに下行して膈（横隔膜）を貫き，胃を経て，小腸と連絡する。

⑤別の別行支は肩甲内から下行し，脊背に近づき，下に向かって肺に通じ，心系に
絡し，下に向かって膈（横隔膜）を通って肝に絡し，臍下に結ぶ。

⑥絡脈に2分支ある。第1支は，腕関節の上方5寸で尺骨外側の小腸経の支正穴か
ら別れ出て，表裏経である手少陰心経と尺骨内側で相交わる。

⑦第2支は支正穴から別れ出た後，小腸経と並行して，前腕外側から上って肘関節
を循り，肩部の肩峰（肩髃穴）に抵り，肩関節周囲に分布する。

手太陽小腸経の循行　51

# 足太陽膀胱経の循行

> 膀胱足太陽之脉．起于目内眥．上額．交巓．
>
> 其支者．從巓至耳上角．
>
> 其直者．從巓入絡腦．還出別下項．循肩髆内．挾脊抵腰中．入循膂．絡腎．屬膀胱．
>
> 其支者．從腰中．下挾脊．貫臀．入膕中．
>
> 其支者．從髆内．左右別．下貫胛．挾脊内．過髀樞．循髀外．從後廉．下合膕中．以下貫踹内．出外踝之後．循京骨．至小指外側．
>
> （『霊枢』経脈第十）

## 【書き下し文】

膀胱　足の太陽の脈は，目内眥①に起こり，額に上りて，巓②に交わる。

その支なる者は，巓より耳の上角③に至る。

その直なる者は，巓より入りて脳に絡い，還た出でて別れて項④に下り，肩髆⑤の内を循り，脊⑥を挾みて，腰中に抵り，入りて膂⑦を循り，腎を絡い，膀胱に属す。

その支なる者は，腰中より下りて脊を挾み，臀を貫き，膕⑧中に入る。

その支なる者は，髆内の左右より，別れて下りて胛⑨を貫き，脊内を挾み，髀枢⑩を過ぎ，髀⑪の外を循り，後廉より下りて膕中に合し，以て下りて踹⑫内を貫き，外踝⑬の後に出で，京骨⑭を循りて，小指の外側に至る。

## 【語意】

①目内眥——内眼角。

②巓 —— 頭項の最高点で百会穴に当たる。

③耳の上角——耳輪（耳殻）の上部。

④項——うなじ，頸の後面。

⑤肩髆 —— 肩甲骨，髆は肩甲骨を意味する語。

⑥脊——脊柱。

⑦膂——脊柱両側の筋肉。

⑧膕 —— ひかがみ，膝後面の中央。

⑨胛 —— 肩甲骨。

⑩髀枢 —— 股関節部，環跳穴。

⑪髀 —— 大腿，ふともも。

⑫腨 —— ふくらはぎ。

⑬外踝 —— そとくるぶし。

⑭京骨 —— 足外側の第5中足骨の半円骨，また穴名。

## 張介賓『類経』

膀胱足太陽之脉．起于目内眥．

膀胱為足太陽経也。起於目内眥睛明穴。

【現代語訳】

膀胱は足太陽経である。内眼角の睛明穴に始まる。

上額．交巓．

由攢竹上額，歴曲差，五処等穴，自絡却穴左右斜行，而交於項巓之百会。

【現代語訳】

攢竹穴から額を上り，曲差，五処などの穴を歴て，絡却穴から左右に斜めに行き，項巓（頭頂部）の百会穴で交わる。

其支者．従巓至耳上角．

其支者由百会旁行，至耳上角，過足少陽之曲鬢，率谷，天衝，浮白，竅陰，完骨，故此六穴者皆為足太陽，少陽之会。

【現代語訳】

其の支は百会穴から傍らに行き，耳の上角に至り，足少陽経の曲鬢，率谷，天衝，浮白，竅陰，完骨穴を過ぎる。したがって，この6穴はいずれも足太陽経と足少陽経の交会穴である。

其直者．従巓入絡脳．

自百会行通天，絡却，玉枕，入絡于脳中也。

【現代語訳】

百会穴から通天，絡却，玉枕の3穴をめぐって脳に入り絡す。

還出別下項．循肩髆内．挾脊抵腰中．

自脳復出別下項，由天柱而下会于督脉之大椎，陶道，却循肩髆内分作四

足太陽膀胱経の循行　53

『類経』（張介賓）「経絡類・二，十二経脈」膀胱経部分に記された経穴の所属経脈，要穴，位置

| 経穴名 | 所属 | 要穴 | 位置 |
|---|---|---|---|
| 晴明 せいめい | 膀胱経 | | 顔面部，内眼角の内上方と眼窩内側壁の間の陥凹部 |
| 攢竹 さんちく | 膀胱経 | | 頭部，眉毛内端の陥凹部 |
| 曲差 きょくさ | 膀胱経 | | 頭部，前髪際の後方5分，前正中線の外方1寸5分 |
| 五処 ごしょ | 膀胱経 | | 頭部，前髪際の後方1寸，前正中線の外方1寸5分 |
| 絡却 らっきゃく | 膀胱経 | | 頭部，前髪際の後方5寸5分，後正中線の外方1寸5分 |
| 百会 ひゃくえ | 督脈 | | 頭部，前正中線上，前髪際の後方5寸 |
| 曲鬢 きょくびん | 胆経 | | 頭部，もみあげ後縁の垂線と耳尖の水平線の交点 |
| 率谷 そっこく | 胆経 | | 頭部，耳尖の直上，髪際の上方1寸5分 |
| 天衝 てんしょう | 胆経 | | 頭部，耳介の付け根の後縁の直上，髪際の上方2寸 |
| 浮白 ふはく | 胆経 | | 頭部，乳様突起の後上方，天衝と完骨を結ぶ（耳の輪郭に沿った）曲線上，天衝から3分の1 |
| 竅陰 きょういん | 胆経 | | 頭竅陰のこと，頭部，乳様突起の後上方，天衝と完骨を結ぶ（耳の輪郭に沿った）曲線上，天衝から3分の2 |
| 完骨 かんこつ | 胆経 | | 前頭部，乳様突起の後下方，陥凹部 |
| 通天 つうてん | 膀胱経 | | 頭部，前髪際の後方4寸，前正中線の外方1寸5分 |
| 玉枕 ぎょくちん | 膀胱経 | | 頭部，外後頭隆起上縁と同じ高さ，後正中線の外方1寸3分 |
| 天柱 てんちゅう | 膀胱経 | | 後頸部，第2頸椎棘突起上縁と同じ高さ，僧帽筋外縁の陥凹部 |
| 大椎 だいつい | 督脈 | | 後頸部，後正中線上，第7頸椎棘突起下方の陥凹部 |
| 陶道 とうどう | 督脈 | | 上背部，後正中線上，第1胸椎棘突起下方の陥凹部 |
| 大杼 だいじょ | 膀胱経 | 八会穴の骨会 | 上背部，第1胸椎棘突起下縁と同じ高さ，後正中線の外方1寸5分 |
| 風門 ふうもん | 膀胱経 | | 上背部，第2胸椎棘突起下縁と同じ高さ，後正中線の外方1寸5分 |

行而下。此節言内両行者，夾脊両旁，各相去一寸半，自大杼行風門及蔵府諸腧 而抵腰中等穴也。中行椎骨曰脊。臀骨上曰腰。

【現代語訳】

　脳から復た出て別れて項を下り，天柱穴から下って督脈の大椎穴，陶道穴で会し，却いて肩髆（肩甲骨）の内側を循り，分かれて四行となって下る。此の節では内側の両行についていう。脊の両傍を挟み左右に各々1寸半離れ，大杼穴から風門穴，蔵府の諸々の腧穴を行り，腰中の穴などに抵る。中央を行く椎骨を脊という。臀部の骨の上を腰という。

54　主篇

| 四髎 | 膀胱経 | | 上髎，次髎，中髎，下髎4穴の総称 |
|---|---|---|---|
| 会陽 | 膀胱経 | | 殿部，尾骨下端の外方5分 |
| 承扶 | 膀胱経 | | 殿部，殿溝の中点 |
| 殷門 | 膀胱経 | | 大腿部後面，大腿二頭筋と半腱様筋の間，殿溝の下方6寸 |
| 浮郄 | 膀胱経 | | 膝後面，大腿二頭筋腱の内縁，膝窩横紋の上方1寸 |
| 委陽 | 膀胱経 | 三焦下合穴 | 膝後外側，大腿二頭筋腱の内縁，膝窩横紋上 |
| 委中 | 膀胱経 | 膀胱経合土穴<br>膀胱下合穴 | 膝後面，膝窩横紋の中点 |
| 附分 | 膀胱経 | | 上背部，第2胸椎棘突起下縁と同じ高さ，後正中線の外方3寸 |
| 魄戸 | 膀胱経 | | 上背部，第3胸椎棘突起下縁と同じ高さ，後正中線の外方3寸 |
| 膏肓 | 膀胱経 | | 上背部，第4胸椎棘突起下縁と同じ高さ，後正中線の外方3寸 |
| 秩辺 | 膀胱経 | | 殿部，第4後仙骨孔と同じ高さ，正中仙骨稜の外方3寸 |
| 環跳 | 胆経 | | 殿部，大腿骨大転子の頂点と仙骨裂孔を結ぶ線上，大転子頂点から3分の1 |
| 合陽 | 膀胱経 | | 下腿後面，腓腹筋外側頭と内側頭の間，膝窩横紋の下方2寸 |
| 承筋 | 膀胱経 | | 下腿後面，腓腹筋の両筋腹の間，膝窩横紋の下方5寸 |
| 承山 | 膀胱経 | | 下腿後面，腓腹筋筋腹とアキレス腱の移行部 |
| 崑崙 | 膀胱経 | 膀胱経経火穴 | 足関節後外側，外果尖とアキレス腱の間の陥凹部 |
| 僕参 | 膀胱経 | | 足外側，崑崙の下方，踵骨外側，赤白肉際 |
| 京骨 | 膀胱経 | 膀胱経原穴 | 足外側，第5中足骨粗面の遠位，赤白肉際 |
| 至陰 | 膀胱経 | 膀胱経井金穴 | 足の第5指，末節骨外側，爪甲角の近位外方1分（指寸），爪甲外側縁の垂線と爪甲基底部の水平線の交点 |

入循膂．絡腎．屬膀胱．

自腰中入膂，絡腎，前属膀胱，腎與膀胱為表裏也。夾脊両旁之肉曰膂。

【現代語訳】

腰中から膂に入って腎に絡し，前は膀胱に属す。腎と膀胱は表裏である。脊を挟む両傍の肉を膂という。

其支者．從腰中．下挾脊．貫臀．入膕中．

從腰中循髖骨下夾脊，歴四髎穴，貫臀之会陽，下行承扶，殷門，浮郄，委陽，入膕之委中也。尻旁大肉曰臀。膝後曲処曰膕。

足太陽膀胱経の循行　55

**【現代語訳】**

　腰中から髋骨（寛骨）を循り，下って脊を挟み，四髎穴を歴って臀部の会陽穴を貫き，承扶・殷門・浮郄・委陽の各穴を下行し，膕の委中穴に入る。尻の傍の大肉を臀という。膝の後ろの曲がるところを膕という。

　　其支者．従髆内．左右別．下貫胛．挟脊内．

　　此支言肩髆内，大杼下，外両行也。左右貫胛，去脊各三寸別行，歴附分，魄戸，膏肓等穴，挟脊下行，由秩辺而過髀枢也。

**【現代語訳】**

　この支とは肩髆内の大杼穴の外側を下る両行をいう。左右で胛（肩甲骨）を貫き，脊を去ること各々3寸を別行する。附分・魄戸・膏肓などの穴を歴り，脊を挟んで下行する。秩辺穴から髀枢（股関節部）を過ぎる。

　　過髀枢．循髀外．従後廉．下合膕中．

　　過髀枢，会于足少陽之環跳，循髀外後廉，去承扶一寸五分之間下行，復與前之入膕中者相合。

**【現代語訳】**

　髀枢を過ぎ足少陽経の環跳穴で会す。髀（大腿）の外後廉を循り，承扶穴の外側1寸5分の間を下行して膕中に入り，先に述べた両行経と復た相合する。

　　以下貫踹内．出外踝之後．循京骨．至小指外側．

　　貫踹内者，由合陽以下承筋，承山等穴也。出外踝之後，崑崙，僕参等穴也。小指本節後大骨曰京骨。小指外側端曰至陰，足太陽経穴止此，乃交於小指之下，而接乎足少陰経也。

**【現代語訳】**

　踹内を貫くとは，合陽穴から承筋・承山などの穴を下ることである。外踝の後に出るとは，崑崙・僕参などの穴のことである。小指本節の後の大骨（第5中足骨粗面）を京骨という。小指（第5指）の外側端を至陰という。足太陽経はこのところで止まる。すなわち小指（第5指）の下で交わって足少陰経に接続する。

## ■ 足太陽之別＝絡脈

　　足太陽之別．名曰飛陽．去踝七寸．別走少陰．

　　　　　　　　　　　　　　　　　　　　　　　（『霊枢』経脈第十）

【書き下し文】

足の太陽の別は，名付けて飛陽と曰う。踝を去ること七寸，別れて少陰に走る。

## 足太陽之正＝経別，別行する正経

足太陽之正．別入于膕中．

其一道．下尻五寸．別入于肛．屬于膀胱．散之腎．循膂．當心入散．

直者．從膂上出于項．復屬于太陽．此爲一經也．

(『霊枢』経別第十一)

【書き下し文】

足の太陽の正①は，別れて膕中に入る。

其の一道は尻②を下ること五寸，別れて肛に入り，膀胱に属し，散じて腎に之き，膂③を循り，心に当たりて入りて散ず。

直なる者は，膂より上りて項に出で，復た太陽に属す。此れを一経と為すなり。

【語意】

①正──「××経之正」は本経から別れた経脈であり，正経の別ルートであることを示している。経別と呼ばれる。

②尻──しり，もしくは仙椎部。

③膂──背部の筋肉。

## 足太陽之筋＝経筋

足太陽之筋．起于足小指．上結于踝．邪上結于膝．其下循足外側．結于踵．上循跟．結于膕．

其別者．結于踹外．上膕中内廉．與膕中并．上結于臀．上挾脊．上項．

其支者．別入結于舌本．

其直者．結于枕骨．上頭．下顔．結于鼻．

其支者．爲目上網．下結于頄．

其支者．從腋後外廉．結于肩髃．

其支者．入腋下．上出缺盆．上結于完骨．

其支者．出缺盆．邪上出于頄．

(『霊枢』経筋第十三)

足太陽膀胱経の循行　57

**【書き下し文】**

　足の太陽の筋は，足の小指に起こり，上りて踝に結び，邪めに上りて膝に結び，其の下は足の外側①を循りて，踵②に結び，上りて跟③を循り，膕④に結ぶ。

　その別なる者は，踹⑤外に結び，膕中の内廉に上り，膕中と并び上りて臀に結び，上りて脊を挟み，項に上る。

　その支なる者は，別れて入り舌本に結ぶ。

　その直なる者は，枕骨⑥に結び，頭に上り，顔に下り，鼻に結ぶ。

　その支なる者は，目上網⑦と為り，下りて頄⑧に結ぶ。

　その支なる者は，腋下の後外廉より，肩髃⑨に結ぶ。

　その支なる者は，腋下に入り，上りて缺盆⑩に出で，上りて完骨に結ぶ。

　その支なる者は，缺盆を出で，邪めに上りて頄に出づ。

**【語意】**

①外側 ── 『現代語訳　黄帝内経霊枢』（東洋学術出版社）では「足外踝」とするが，他書は「足外側」である。外踝はそとくるぶし。

②踵 ── かかと。

③跟 ── 足跟部。

④膕 ── ひかがみ，膝後面の中央。

⑤踹 ── ふくらはぎ。

⑥枕骨 ── 後頭骨，もしくは後頭結節。

⑦目上網 ── 上眼瞼の開閉を主る経筋。

⑧頄 ── 頬骨部。

⑨肩髃 ── 肩髃穴，肩峰。

⑩缺盆 ── 鎖骨上窩。


## ■ その他の関連資料

### ● 『霊枢』寒熱病第二十一

> 足太陽．有入頄徧齒者．名曰角孫．上齒齲取之．在鼻與頄前．

**【書き下し文】**

　足の太陽に頄①に入り歯に徧き②者有り，名付けて角孫③と曰う。上歯の齲④はこれに取る。鼻と頄の前に在り。

**【語意】**

①頄 ── 頬骨部。

②偏(あまね)く——平らにすみずみまで行き渡る意。
③角孫——絡脈名，もしくは穴名。角孫穴は耳輪の上。足太陽経と手少陽経が通じている。
④齲(う)—— 虫歯。

## ●『霊枢』寒熱病第二十一

| 足太陽．有通項入于脳者．正屬目本．名曰眼系． |
|---|

**【書き下し文】**

足の太陽に項を通り脳に入る者あり，正に目本①に属し，名付けて眼系②と曰(い)う。

**【語意】**

①目本——目本は目系に同じ。目系は目と脳を結ぶ脈絡。
②眼系——目系に同じ。

## ●馬王堆帛書

『足臂十一脈灸経』

足泰陽脈，出外踝窶中，上貫腨，出于郄。枝之下肿。其直者，貫臀，挾脊，出項。上于豆（頭）。枝顔下，之耳。其直者，貫目内眦，之鼻。

『陰陽十一脈灸経』

足鉅陽脈，系于踵外踝娄中，出郄中，上穿臀，出厭中，挾脊，出于項，上頭角，下顔，挾頞，系目内廉。

### ■ 膀胱経の循行についてのまとめ

Ⅰ．膀胱経の循行に関しては，『足臂十一脈灸経』『陰陽十一脈灸経』ともに外果に始まり，目内眥に至っているが，その記載は簡略である。その他のすべての経脈書は，『霊枢』経脈篇と同じである。

Ⅱ．『霊枢』経脈篇，『霊枢』経別篇などにもとづくと，足太陽膀胱経の循行は下記の通り。
①足太陽膀胱経は目内眥に起こり，そこで手太陽小腸経と接続している。
②目内眥から上行して額部を過ぎ，上って頭頂部に至って，左右の経脈が百会穴で交わる。
③頭頂部の百会穴のところで頭部表面を循る1支と深行する幹線支の両支に分かれ

る。頭部表面を循る1支は頭頂部から両側に向かって下に行き，耳の上角に至る。深行する幹線支は頭頂部から頭蓋内に入り，脳に絡す。

④その深行する幹線支は，頭蓋内からさらに頭蓋外に出て，後ろに向かって項に至る。

⑤後頭骨の下方の項から，また別の1支が脳に入り，目本（目系）に属す。この支を眼系と呼んでいる。

⑥膀胱経の主幹線は，項部から頸椎の両側を下行して，さらに内外の2支に分かれて下行する。内側支（主支）は肩甲部の内側を脊柱両側に沿って直くに下行し，腰部まで達する。その深行支は腰部から脊（脊柱起立筋）に進入し，腹腔に入って本経と表裏にある腎と相連なり，併せて本経の腑である膀胱に分布する。

⑦主支は腰部からさらに脊柱両側を挟んで下行し，腰仙部に至り後陰部に入り，大腿内側から膝窩中に抵る。

⑧外側支は肩部から内側支と平行してその外側を下行する。すなわち肩甲骨の脊柱縁を臀部まで直行する。さらに髀枢（股関節部）の後縁を斜めに行き，大腿後面の外側を経て膝窩に至り，内側を下行する支と膝窩で相会する。

⑨膝窩では主幹線の下行支の他に2本の別行支が通っている。

⑩第1支は膝窩から分かれ出た後，本経に沿って上行し，尾骨の下5寸のところに至り，承扶穴を経て肛門に進入し腹中に入り，膀胱に分布して腎に散じる。その主支はさらに脊柱から上行し，膈（横膈膜）を貫いて心に分布する。

⑪その直行支は背部で脊（脊柱起立筋）を上行し，項部で足太陽経の本経に会して合流する。

⑫膝窩内から下行する主幹線は腓腹筋の中間を経て斜めに下行し，外果の後に至り，外果の下方を繞る。足の外側面に沿い，京骨穴を経て足の第5指に至り，足少陰腎経と接続する。

⑬足太陽経の絡脈は，外果の上7寸の飛揚穴から分かれ出て横に行き，下腿を繞って足少陰腎経に至り，表裏経の連絡が形成されている。

# 足少陰腎経の循行

腎足少陰之脉．起于小指之下．邪走足心．出于然谷之下．循内踝之後．
別入跟中．以上踹内．出膕内廉．上股内後廉．貫脊．屬腎．絡膀胱．
其直者．從腎上貫肝膈．入肺中．循喉嚨．挾舌本．
其支者．從肺出絡心．注胸中．

(『霊枢』経脈第十)

## 【書き下し文】

腎　足の少陰の脈は，小指の下に起こり，邪に①足心に走り，然谷②の下に出て，内踝③の後ろを循り，別れて跟④中に入り，以て踹⑤内を上り，膕⑥の内廉に出で，股⑦内の後廉を上り，脊を貫き，腎に属して膀胱を絡う。

その直なる者は，腎より上りて肝・膈⑧を貫き，肺中に入り，喉嚨⑨を循り，舌本を挟む。

その支なる者は，肺より出でて心を絡い，胸中に注ぐ。

## 【語意】

①邪に──この場合は「ななめに」という副詞的に用いる。

②然谷──舟状骨隆起下方の部位。または然谷穴のところ。

③内踝──内くるぶし。

④跟──きびす，かかと。

⑤踹──ふくらはぎ。『鍼灸甲乙経』や『黄帝内経太素』は「腨」にする。

⑥膕──ひかがみ，膝窩。

⑦股──ふともも，大腿。

⑧膈──横隔膜，もしくは上焦と中焦を隔てる抽象的な膈膜。

⑨喉嚨──喉，もしくは喉と気管。

## 張介賓『類経』

腎足少陰之脉．起于小指之下．邪走足心．

『類経』（張介賓）「経絡類・二, 十二経脈」の腎経部分に記された経穴の所属経脈, 要穴名, 位置

| 経穴名 | 所属 | 要穴 | 位置 |
|---|---|---|---|
| 湧泉 <br>（ゆうせん） | 腎経 | 腎経井木穴 | 足底, 足屈曲時, 足底の最陥凹部 |
| 然谷 <br>（ねんこく） | 腎経 | 腎経滎火穴 | 足内側, 舟状骨粗面の下方, 赤白肉際 |
| 太渓 <br>（たいけい） | 腎経 | 腎経原穴 <br>腎経兪土穴 | 足関節後内側, 内果尖とアキレス腱の間の陥凹部 |
| 大鍾 <br>（だいしょう） | 腎経 | 腎経絡穴 | 足内側, 内果後下方, 踵骨上方, アキレス腱付着部内側前方の陥凹部 |
| 復溜 <br>（ふくりゅう） | 腎経 | 腎経経金穴 | 下腿後内側, アキレス腱の前縁, 内果尖の上方2寸 |
| 交信 <br>（こうしん） | 腎経 | 陰蹻脈郄穴 | 下腿内側, 脛骨内縁の後方の陥凹部, 内果尖の上方2寸 |
| 三陰交 <br>（さんいんこう） | 脾経 | | 下腿内側（脛側）, 脛骨内縁の後際, 内果尖の上方3寸 |
| 築賓 <br>（ちくひん） | 腎経 | 陰維脈郄穴 | 下腿後内側, ヒラメ筋とアキレス腱の間, 内果尖の上方5寸 |
| 陰谷 <br>（いんこく） | 腎経 | 腎経合水穴 | 膝後内側, 半腱様筋腱の外縁, 膝窩横紋上 |
| 長強 <br>（ちょうきょう） | 督脈 | 督脈絡脈 | 会陰部, 尾骨の下方, 尾骨端と肛門の中央 |
| 関元 <br>（かんげん） | 任脈 | 小腸募穴 | 下腹部, 前正中線上, 臍中央の下方3寸 |
| 中極 <br>（ちゅうきょく） | 任脈 | 膀胱募穴 | 下腹部, 前正中線上, 臍中央の下方4寸 |
| 横骨 <br>（おうこつ） | 腎経 | | 下腹部, 臍中央の下方5寸, 前正中線の外方5分 |
| 大赫 <br>（だいかく） | 腎経 | | 下腹部, 臍中央の下方4寸, 前正中線の外方5分 |
| 気穴 <br>（きけつ） | 腎経 | | 下腹部, 臍中央の下方3寸, 前正中線の外方5分 |
| 四満 <br>（しまん） | 腎経 | | 下腹部, 臍中央の下方2寸, 前正中線の外方5分 |

　　　腎為足少陰経也。起于小指下, 斜走足心之湧泉穴。邪, 斜同。

**【現代語訳】**

　　腎は足少陰経である。小指（第5指）の下に始まり, 斜めに足心の湧泉穴に走る。邪は斜と同義。

　　　出于然谷之下. 循内踝之後. 別入跟中.
　　　然谷, 在内踝前大骨下。内踝之後別入跟中, 即太渓, 大鍾等穴。

**【現代語訳】**

　　然谷穴は内踝の前の大骨（舟状骨）の下に在る。内果の後で別れて跟（かかと）の中に入ると, 太渓, 大鍾などの穴である。

　　　以上踹内. 出膕内廉.
　　　自復溜, 交信, 過足太陰之三陰交, 以上踹内之筑賓, 出膕内廉之陰谷。

62　主篇

| | | | |
|---|---|---|---|
| **中注** ちゅうちゅう | 腎経 | | 下腹部，臍中央の下方1寸，前正中線の外方5分 |
| **肓兪** こうゆ | 腎経 | | 上腹部，臍中央の外方5分 |
| **商曲** しょうきょく | 腎経 | | 上腹部，臍中央の上方2寸，前正中線の外方5分 |
| **石関** せきかん | 腎経 | | 上腹部，臍中央の上方3寸，前正中線の外方5分 |
| **陰都** いんと | 腎経 | | 上腹部，臍中央の上方4寸，前正中線の外方5分 |
| **通谷** つうこく | 腎経 | | 腹通谷のこと，上腹部，臍中央の上方5寸，前正中線の外方5分， |
| **幽門** ゆうもん | 腎経 | | 上腹部，臍中央の上方6寸，前正中線の外方5分 |
| **歩廊** ほろう | 腎経 | | 前胸部，第5肋間，前正中線の外方2寸 |
| **神封** しんぽう | 腎経 | | 前胸部，第4肋間，前正中線の外方2寸 |
| **霊墟** れいきょ | 腎経 | | 前胸部，第3肋間，前正中線の外方2寸 |
| **神蔵** しんぞう | 腎経 | | 前胸部，第2肋間，前正中線の外方2寸 |
| **彧中** いくちゅう | 腎経 | | 前胸部，第1肋間，前正中線の外方2寸 |
| **兪府** ゆふ | 腎経 | | 前胸部，鎖骨下縁，前正中線の外方2寸 |
| **人迎** じんげい | 胃経 | | 前頸部，甲状軟骨上縁と同じ高さ，胸鎖乳突筋の前縁，総頸動脈上 |
| **気街** きがい | 胃経 | | 気衝穴の別名，鼠蹊部，恥骨結合上縁と同じ高さで，前正中線の外方2寸，大腿動脈拍動部 |
| **膻中** だんちゅう | 任脈 | 心包募穴 八会穴の気会 | 前胸部，前正中線上，第4肋間と同じ高さ |

## 【現代語訳】

復溜穴，交信穴から足太陰経の三陰交穴を過ぎ，腨（ふくらはぎ）内の筑賓穴を上り，膕（膝窩）内廉（へり）にある陰谷穴に出る。

上股内後廉. 貫脊. 屬腎. 絡膀胱.

上股内後廉，結于督脉之長強，以貫脊中而後属于腎，前当関元中極之分而絡于膀胱，以其相為表裏也。滑氏曰：由陰谷上股内後廉，貫脊，会于脊之長強穴，還出于前，循横骨，大赫，気穴，四満，中注，肓俞，当肓俞之所臍之左右属腎，下臍，過関元，中極而絡膀胱也。

## 【現代語訳】

股（大腿）内後廉を上り，督脈の長強穴に結び，脊中を貫き，後は腎に属し，前は関元穴と中極穴の部分で膀胱に絡す。それによって互いに表裏を為している。滑（伯仁）氏は曰う，「陰谷穴から股（大腿）内後廉を上り，脊を貫き，脊の長強穴で会し，還りて前に出て，横骨，大赫，気穴，四満，中注，肓兪の諸穴を循り，肓兪穴の所の臍の左右で腎に属す。臍を下り，

関元穴，中極穴を過ぎ，膀胱に絡す」と。

其直者．從腎上貫肝膈．入肺中．循喉嚨．挾舌本．

滑氏曰：其直行者，從肓俞属腎処上行，循商曲，石関，陰都，通谷諸穴，貫肝，上循幽門上膈，歴歩廊入肺中，循神封，霊墟，神藏，或中，俞府而上循喉嚨，并人迎，挾舌本而終也。愚按：足少陰一経，考之本篇及経別，経筋等篇，皆言由脊裏，上注心肺而散于胸中；惟骨空論曰：衝脈者，起于気街，并少陰之経，俠斉上行，至胸中而散。故甲乙経于俞府，或中，神藏，霊墟，神封，歩廊等穴，皆云足少陰脈気所発；幽門，通谷，陰都，石関，商曲，肓俞，中注，四満，気穴，大赫，横骨十一穴，皆云衝脈足少陰之会。故滑氏之注如此，実本于甲乙，銅人諸書，而甲乙等書実本之骨空論也。

【現代語訳】

　滑氏は曰う，「その直行する経脈は，肓兪穴から腎の処に属して上に行き，商曲，石関，陰都，通谷の諸穴を循り，肝を貫き，上って幽門穴を循り，膈を上り，歩廊穴を歴て，肺中に入り，神封，霊墟，神藏，或中，兪府の各穴を循って，喉嚨に上って循り，人迎穴に並び，舌本を挟んで終わる」と。卑見は次の通り。足少陰経一経を「経脈篇」および「経別」「経筋」などの篇などで考えると，いずれも脊裏より上って心肺に注ぎ，胸中に散ずると述べている。ただ「骨空論」だけは，「衝脈は気街に起こり，少陰の経と並び，臍を挟んで上行し，胸中に至って散ずる」と曰う。したがって『鍼灸甲乙経』では，「兪府，或中，神藏，霊墟，神封，歩廊などの穴はいずれも足少陰脈の気が発する所」「幽門，通谷，陰都，石関，商曲，肓兪，中注，四満，気穴，大赫，横骨の十一穴は，衝脈と足少陰の会」と記している。したがって，滑氏の注がこのようなのは，じつのところ『鍼灸甲乙経』『銅人腧穴図経』などの書にもとづき，しかも『鍼灸甲乙経』などの書は，じつは「骨空論」にもとづいているのである。

其支者，從肺出絡心，注胸中。

其支者，自神藏之際，從肺絡心注胸中，以上俞府諸穴，足少陰経止于此，而接乎手厥陰経也。胸中，当両乳之間，亦曰膻中。

【現代語訳】

　其の支脈は神藏穴の際で肺から心に絡し，胸中に注ぎ，兪府などの諸穴に上り，足少陰経はここで止まり，手厥陰経に接続する。胸中とは両乳の間に当たり，また膻中とも曰う。

## 足少陰之別＝絡脈

足少陰之別．名曰大鍾．當踝後繞跟．別走太陽．其別者．并經上走于心包下．外貫腰脊．

（『霊枢』経脈第十）

【書き下し文】

足の少陰の別は，名付けて大鍾[1]という。踝の後に当たりて，跟を繞り，別れて太陽に走る。其の別れたる者は，経と并びて心包の下に走り，外に腰脊を貫く。

【語意】

①大鍾──『現代語訳　黄帝内経素問』（東洋学術出版社）では，「大鐘」とする。「鍾」と「鐘」は異体字ではなく，別の字。


## 足少陰之正＝経別，別行する正経

足少陰之正．至膕中．別走太陽而合．上至腎．當十四顀．出屬帶脉．直者．繫舌本．復出于項．合于太陽．此爲一合．成以諸陰之別．皆爲正也．

（『霊枢』経別第十一）

【書き下し文】

足の少陰の正[1]は，膕中に至り，別れて太陽に走り[2]て合し，上りて腎に至り，十四顀[3]に当たり，出でて帶脈に属す。直なる者は，舌本に繋がり，復た項に出で，太陽に合す。此れ一合と為す。成[4]は諸陰の別を以て，皆，正と為すなり[5]。

【語意】

①××之正──「正」は正経の意味。

②別れて……走り──「別」は分岐すること。経別は十二経脈の循行経脈の循行から分岐した別の循行ルートで，本経の循行経路とは異なるが，正経に属し，支脈ではない。

③顀──『鍼灸甲乙経』『黄帝内経太素』では，「椎」にする。

④成──『鍼灸甲乙経』『黄帝内経太素』では，「或」にする。

⑤此れ一合と為す。成は諸陰の別を以て，皆，正と為すなり──「此爲一合．成以諸陰之別．皆爲正也」に対し，東洋学術出版社刊『現代語訳黄帝内経霊枢』では，「これが陰陽表裏の相配の第一合です。あるいは諸陰経の経別と諸陽経の経別とが相互に配合するものは，すべて正経というのかも知れません」と現代語訳している。

足少陰腎経の循行　65

## 足少陰之筋＝経筋

　　足少陰之筋起于小指之下．並足太陰之筋．邪走内踝之下．結于踵．與
太陽之筋合．而上結于内輔之下．並太陰之筋．而上循陰股．結于陰器．
循脊内．挾膂．上至項．結于枕骨．與足太陽之筋合．

（『霊枢』経筋第十三）

**【書き下し文】**

　　足の少陰の筋は，小指①の下に起こり，足の太陰の筋に並び，邪<sup>ななめ</sup>に内踝の下に走り，踵<sup>しょう</sup>に
結び，太陽の筋と合して，上りて内輔の下②に結び，太陰の筋に並びて，上りて陰股③を循り，
陰器④に結ぶ。脊内を循り，膂⑤を挟み，上りて項に至り，枕骨⑥に結び，足の太陽の筋と合す。

**【語意】**

①小指——足第5指。
②内輔の下——脛骨内側顆の下と解される。
③陰股——大腿内側。
④陰器——性器。
⑤膂——脊椎両側の筋肉。
⑥枕骨——後頭結節。

## その他の関連資料

### ●『素問』奇病論第四十七

　　少陰之脉．貫腎繫舌本．

**【書き下し文】**

　　少陰の脈は，腎を貫き，舌本に繋がる。

### ●『霊枢』動輸第六十二

　　衝脉者．十二經之海也．與少陰之大絡．起于腎下．出于氣街．循陰股内
廉．邪入膕中．循脛骨内廉．並少陰之經．下入内踝之後．入足下．其別者．
邪入踝．出屬跗上．入大指之間．注諸絡．以温足脛．此脉之常動者也．

66　主篇

**【書き下し文】**

　衝脈なる者は，十二経の海なり，少陰の大絡と与に腎下に起こり，気街に出で，陰股の内廉を循り，邪①に臓中に入り，脛骨の内廉を循り，少陰の経に並び，下りて内踝の後に入り，足下に入る。其の別るる者は，邪に踝に入り，出でて跗上に属し，大指②の間に入り，諸絡に注ぎ，以て足脛を温む。此れ脈の常に動ずる者なり。

**【語意】**

①邪──斜と同じ。

②大指──小指とすべきとする説あり。

## ● 『霊枢』憂恚無言第六十九

> 足之少陰．上繫於舌．絡於橫骨．終於會厭．

**【書き下し文】**

　足の少陰は，上りて舌に繋がり，横骨①に絡い，会厭②に終わる。

**【語意】**

①横骨──舌根部に附着する軟骨。

②会厭──喉頭蓋。

## ● 『霊枢』本輸第二

> 少陽屬腎．腎上連肺．

**【書き下し文】**

　少陽（手少陽）は腎に属し，腎は肺に上連する。

## ● 『素問』病能論第四十六

> 少陰脉．貫腎絡肺．

**【書き下し文】**

　少陰の脈は腎を貫き，肺に絡す。

## ● 『素問』熱論第三十一

> 少陰脉．貫腎絡於肺．繫舌本．

足少陰腎経の循行　67

**【書き下し文】**

　少陰の脈は腎を貫き，肺を絡い，舌本に繋がる。


## ●馬王堆帛書

『足臂十一脈灸経』

　足少陰脈，出内踝娄中，上貫膞（腨），入却（郄），出股，入腹，循脊内○廉，出肝，入肢，系舌本。


『陰陽十一脈灸経』

　少陰脈，系于内踝之外廉，穿腨，出郄中央，上穿脊，之内廉，系于腎，挟舌本。


### ■ 腎経の循行についてのまとめ

Ⅰ．腎経の起止とその循行方向に関しては，馬王堆帛書と『霊枢』経脈篇では基本的に一致している。しかし，馬王堆帛書の記載はかなり簡略なものであり，内踝に起こり，舌に止まっている。その他の文献はいずれも『霊枢』経脈篇と同じである。

Ⅱ．『霊枢』経脈篇，『霊枢』経別篇などにもとづくと，足少陰腎経の循行は下記の通り。
　①足少陰腎経は足第5指端の下面で足太陽膀胱経と接続する。
　②足第5指端の下面から斜めに足底を進み，足心に至り，さらに足底内側を循って，内果の前に出る。然谷穴から斜めに内果の上に向かい，内果を回って内果の後ろに進む。
　③内果の後ろで，1分支が分かれ出て，足跟内側面に分布する。
　④腎経の主幹線は内果の前側に沿って上行し，腓腹筋内側から膝窩内側縁に至り，膝窩から大腿内側に沿って上行し，腹中に入る。
　⑤脊柱に沿って上行し，本経の臓（腎）に分布し，同時に本経と表裏にある膀胱に連絡する。
　⑥膝窩で2本の別行支が出ている。
　⑦第1支は横に行き，足太陽膀胱経と接続する。
　⑧第2支は腎経に沿って上行し，腹部に入り，腎に分布し，第2腰椎両傍の腎兪穴のところで，浅く出て帯脈と連絡する。
　⑨本経の主幹線は腎から上行して，脊柱の両側に沿って膈（横膈膜）を貫き，肺中に入り，肺中から喉嚨に上行し，舌に分布する。

⑩腎からはさらに別の一支が脊柱に沿って上行し，膈（横膈膜）を通過して気管に沿い，舌本（舌根）に分布する。さらに側頸部を貫いて後頸部に回り，足太陽膀胱経と会合する。

⑪肺部で１分支が胸中に分布し，心に絡し，ここで手厥陰心包経と接続する。

⑫『霊枢』動輪篇の記載にもとづけば，足少陰腎脈には，さらに下行する別の１支が腎から始まり，下行して，衝脈と並び，足陽明胃経の気衝穴のところに浮き出て，大腿内側を循って斜めに膝窩に入り，脛骨内側に沿って下行して，内果の後面に入る。

⑬さらに別行支が内果から足背の上に浮き出て，足第１指の間に入り，諸経脈に滲注して，足や脛を温養する作用をもつ。

⑭絡脈には，内果後下方の大鍾穴から分かれ出る２分支がある。１支は跟の筋腱を貫いて足太陽膀胱経と接続する。

　もう１支は上行して腹部に入り，腰脊部を循って心包の下に至り，腎と腰脊を繋ぐ通路となっている。

⑮『素問』繆刺論によると，手足の少陰・太陰・足陽明の５絡は，耳中で会するとしているので，腎経の絡脈の１枝も耳に流注していると考えられる。

足少陰腎経の循行　69

# 手厥陰心包経の循行

心主手厥陰心包絡之脉．起于胸中．出屬心包絡．下膈．歷絡三膲．

其支者．循胸．出脇．下腋三寸．上抵腋下．循臑內．行太陰少陰之間．

入肘中．下臂．行兩筋之間．入掌中．循中指．出其端．

其支者．別掌中．循小指次指．出其端．

（『霊枢』経脈第十）

## 【書き下し文】

心主　手の厥陰心包絡の脈は，胸中に起こり，出でて心包絡①に属し，膈を下って三焦に歷く②絡す。

その支なる者は胸を循り，脇③に出で，腋④を下ること三寸，上って腋下に抵り，臑内を循り，太陰少陰⑤の間を行き，肘中に入り，臂を下り，両筋⑥の間を行き，掌中⑦に入り，中指を循り，その端に出づ。

その支なる者は掌中に別れ，小指次指⑧を循り，その端に出づ。

## 【語意】

①心包絡——心を包む膜の意。「心包」ともいう。『霊枢』経脈篇では，心の付属物ではなく，1つの独立した臓器とする。

②歷く——ことごとく，つぎつぎとの意。

③脇——乳下の肋骨部。

④腋——腋窩，もしくは淵腋穴のところ。

⑤太陰少陰——手太陰肺経と手少陰心経。

⑥両筋——橈側手根屈筋腱と長掌筋腱。

⑦掌中——手のひらの中央。

⑧小指次指——薬指。

70　主篇

## 張介賓『類経』

心主手厥陰心包絡之脉．起于胸中．

心主者，心之所主也。心本手少陰，而復有手厥陰者，心包絡之経也。如邪客篇曰：心者，五蔵六府之大主也。諸邪之在心者，皆在心之包絡。包絡者，心主之脉也。其脉之出入屈折，行之疾徐，皆如手少陰心主之脉行也。故曰心主手厥陰心包絡之脉。胸中義見上文。滑氏曰：或問：手厥陰経曰心主，又曰心包絡何也？　曰：君火以明，相火以位。手厥陰代君火行事，以用而言，故曰手心主，以経而言，則曰心包絡，一経而二名，実相火也。

【現代語訳】

心主とは心が主どるものということである。心はもともと手少陰である。而して復た手厥陰があるというのは，心包絡の経のことである。『霊枢』邪客篇では，「心なる者は，五蔵六府の大主なり。諸邪の心に在る者は，皆，心の包絡に在り。包絡とは心主の脈なり。其の脈の出入屈折，行くの疾徐は，皆，手少陰心主の脈の行く如し」と曰う。故に心主手厥陰心包絡の脈と曰う。胸中の意味は上文（腎経）を見よ。滑（伯仁）氏は曰う，「ある人が問う。『手厥陰経を心主と曰い，また心包絡というのはなぜか？』」と。滑氏は曰う，「君火は明（神明）を以てし，相火は位（五運）を以てす（『素問』天元紀大論）。手厥陰は君火に代わって事を行っている。その用（働き）を以て言うならば，手心主といい，経を以て言うならば，心包絡と曰う。1経にして2つの名があるが，じつは相火である」と。

出屬心包絡．下膈．歷絡三膲．

心包絡，包心之膜絡也。包絡為心主之外衛，三膲為蔵府之外衛，故為表裏而相絡。諸経皆無歷字，独此有之，蓋指上中下而言，上即膻中，中即中脘，下即臍下，故任脉之陰交穴為三膲募也。膲，焦通用。

【現代語訳】

心包絡とは心を包む膜絡である。心包絡は心主の外衛であり，三膲は蔵府の外衛なので，表裏となって相互に絡している。諸経にはいずれも歷という文字はなく，ここにだけ歷の文字があるのは，上中下を指して言うからである。上とは膻中穴，中は中脘穴，下は臍下なので，任脈の陰交穴が三膲募となっている。膲は焦と通用される。

其支者．循胸．出脇．下腋三寸．

脇上際為腋。腋下三寸，天池也，手厥陰経穴始此。

【現代語訳】

脇の上の際が腋であり，腋の下3寸が天池穴である。手厥陰経は此の処から始まる。

手厥陰心包経の循行　71

『類経』（張介賓）「経絡類・二, 十二経脈」心包経部分に記された経穴の所属経脈, 要穴名, 位置

| 経穴名 | 所属 | 要穴 | 位置 |
|---|---|---|---|
| 膻中 (だんちゅう) | 任脈 | 心包募穴<br>八会穴の気会 | 前胸部, 前正中線上, 第4肋間と同じ高さ |
| 中脘 (ちゅうかん) | 任脈 | 胃募穴<br>八会穴の腑会 | 上腹部, 前正中線上, 臍中央の上方4寸 |
| 陰交 (いんこう) | 任脈 | | 下腹部, 前正中線上, 臍中央の下方1寸 |
| 天池 (てんち) | 心包経 | | 前胸部, 第4肋間, 前正中線の外方5寸 |
| 天泉 (てんせん) | 心包経 | | 上腕前面, 上腕二頭筋長頭と短頭の間, 腋窩横紋前端の下方2寸 |
| 曲沢 (きょくたく) | 心包経 | 心包経合水穴 | 肘前面, 肘窩横紋上, 上腕二頭筋腱内方の陥凹部 |
| 郄門 (げきもん) | 心包経 | 心包経郄穴 | 前腕前面, 長掌筋腱と橈側手根屈筋腱の間, 手関節掌側横紋の上方5寸 |
| 間使 (かんし) | 心包経 | 心包経経金穴 | 前腕前面, 長掌筋腱と橈側手根屈筋腱の間, 手関節掌側横紋の上方3寸 |
| 内関 (ないかん) | 心包経 | 心包経絡穴<br>八脈交会穴 | 前腕前面, 長掌筋腱と橈側手根屈筋腱の間, 手関節掌側横紋の上方2寸 |
| 大陵 (だいりょう) | 心包経 | 心包経兪土穴<br>心包経原穴 | 手関節前面, 長掌筋腱と橈側手根屈筋腱の間, 手関節掌側横紋上 |
| 労宮 (ろうきゅう) | 心包経 | 心包経滎火穴 | 手掌, 第2・第3中手骨間, 中手指節関節の近位陥凹部 |
| 中衝 (ちゅうしょう) | 心包経 | 心包経井木穴 | 中指, 中指先端中央 |

上抵腋下. 循臑内. 行太陰少陰之間.

上抵腋下之天泉, 循臑内行太陰, 少陰之間, 以手之三陰, 厥陰在中也。

【現代語訳】

上って腋下の天泉穴に抵り, 臑（上腕）を循って太陰と少陰の間を行む。手の三陰では, 厥陰が中に在る。

入肘中. 下臂. 行兩筋之間.

入肘中, 曲澤也。下臂行両筋之間, 郄門, 間使, 内関, 大陵也。

【現代語訳】

肘の中に入ると, 曲沢穴である。臂（前腕）を下り, 両筋の間を, 郄門穴, 間使穴, 内関穴, 大陵穴と行む。

入掌中. 循中指. 出其端.

入掌中, 労宮也。中指端, 中衝也, 手厥陰経止于此。

【現代語訳】

　掌中に入ると労宮穴である。中指の端が中衝穴である。手厥陰経はこのところで止まる。

　　其支者．別掌中．循小指次指．出其端．
　　小指次指，謂小指之次指，即無名指也。其支者，自労宮別行名指端，而
接乎手少陽経也。

【現代語訳】

　小指次指とは，小指の次の指，即ち無名指（薬指）のことを謂う。その支脈は掌中の労宮穴のところで分かれて，無名指（原文は名指）の端に行み，手少陽経に接続する。


## ■ 手心主之別＝絡脈

> 　　手心主之別．名曰内關．去腕二寸．出于兩筋之間．（別走少陽），循經
> 以上，繫于心包．絡心系．
> 　・・・取之兩筋間也．
>
> 　　　　　　　　　　　　　　　　　　　　　　　　　　（『霊枢』経脈第十）


【書き下し文】

　手の心主の別は，名付けて内関という。腕を去ること二寸，両筋の間に出で，（別れて少陽に走る①）。経を循りて以て上り，心包に繫がり，心系②に絡す。……これを両筋の間に取るなり。

【語意】

①別れて少陽に走る――原文にはみられない。『太素』楊上善注が引く『明堂経』に出てくる。

②心系――心と他臓を繫ぐ脈絡。明代の張介賓の説「心は第五胸椎の下に当たり，その系には５つあり，上の系統では肺に連なり，肺の下は心に系り，心の下の３条は脾肝腎に連なる。だから心は五臓の気に通じて，これの主なのである。」


## ■ 手心主之正＝経別，別行する正経

> 　　手心主之正．別下淵腋三寸．入胸中．別屬三焦．出循喉嚨．出耳後．
> 合少陽完骨之下．此爲五合也．
>
> 　　　　　　　　　　　　　　　　　　　　　　　　　　（『霊枢』経別第十一）

手厥陰心包経の循行　73

## 【書き下し文】

　手の心主の正は，別れて淵腋①を下ること三寸，胸中に入り，別れて三焦に属し，出でて喉嚨②を循り，耳後に出で，少陽の完骨③の下に合す。此れ，五合をなす。

## 【語意】

①淵腋——足少陽胆経。腋下三寸。

②喉嚨——咽喉部。

③完骨——足少陽胆経。乳様突起後方の陥凹部。

## ■ 手心主之筋＝経筋

> 　手心主之筋．起于中指．與太陰之筋並行．結于肘内廉．上臂陰．結腋下．下散前後挾脇．
> 　其支者．入腋．散胸中．結于臂．
>
> （『霊枢』経筋第十三）

## 【書き下し文】

　手の心主の筋は，中指に起こり，太陰の筋と並びて行き，肘の内廉に結び，臂陰を上り，腋下に結び，下りて散じて前後して脇を挟む。

　その支なる者は腋に入り，胸中に散じ，臂①に結ぶ②。

## 【語意】

①臂——臂は腕（肩関節から腕関節まで）を指す語。臑は上腕を指すので，臂と臑の両方が同時に出てきた場合は，前腕を意味する。

②臂に結ぶ——臂は腕を指す語であるが，ここで臂がでてくるのはおかしい。明代の張介賓は「臂は賁とすべきである。思うにこの分支は太陰経筋と並んで胸中に入って散じる。ゆえにおのずから賁（胃の噴門部）に結ぶのである」とする。

## ■ その他の関連資料

### ● 『霊枢』邪客第七十一

> 　心主之脉．出於中指之端．内屈循中指内廉．以上留於掌中．伏行兩骨之間．外屈出兩筋之間．骨肉之際．其氣滑利．上二寸．外屈出行兩筋之間．上至肘内廉．入於小筋之下．留兩骨之會．上入於胸中．内絡於心脉

## 【書き下し文】

　心主の脈は，中指の端より出で①，内に屈して，中指内廉を循り，以て上り，掌中に留れ②，両骨の間を伏行し，外に屈し，両筋の間，骨肉の際③に出づ。其の気は滑利なり。上ること二寸，外に屈して出でて両筋の間を行き，上りて肘の内廉に至り，小筋の下に入り，両骨の会に留れ④，上りて胸中に入り，内に心脈に絡う。

## 【語意】

①中指の端より出で──中衝穴を指す。
②掌中に留れ──労宮穴を指す。
③骨肉の際──大陵穴を指す。
④両骨の会に留れ──曲沢穴を指す。

## ●馬王堆帛書

### 『足臂十一脈灸経』

　心包経に類する記載なし。

### 『陰陽十一脈灸経』

　心包経に類する記載なし。

---

### ■ 心包経の循行についてのまとめ

Ⅰ．馬王堆帛書や『脈経』には，心包経の記載はない。

Ⅱ．心包経の循行経路は相反する２種類がある。１つは胸から手の末端に循行するもので，『霊枢』経脈篇などにみられる。もう１つは手から胸に向かうもので，『霊枢』邪客篇がそうである。しかし，邪客篇には「手太陰之脈」の手指から肺に行く流注説明の文末に「此順行逆数之屈折也」という一文があるので，心包経の循行経路も邪客篇では逆に述べたに過ぎず，いずれの書の記載も心包経は胸中から手指に進む循行は一致しているとされる。

Ⅲ．『霊枢』経脈篇，『霊枢』経別篇などにもとづくと，手厥陰心包経の循行は下記の通り。
　1．手厥陰心包経は両乳間の胸中に起こり，足少陰腎経と接続している（腎経は本経の支が胸中に注いでいる）。
　2．経脈の本は胸中にあって心包に聚絡し，その分支は心臓に内絡する。
　3．その内循行線は心包から下行して膈（横膈膜）を穿ち，腹腔に到る。心包経は

手厥陰心包経の循行　75

上から下に向かって上焦，中焦，下焦にそれぞれ分布し，本経と表裏経の三焦経と連絡する。

4．心包経の主幹線は，心包から胸を循行し，横に腋下3寸の淵腋穴に出て，腋窩部に上行する。さらに上腕二頭筋の内側に沿って下行し，手太陰肺経と手少陰心経の間を進み，肘関節屈曲面の正中に至る。前腕では橈骨と尺骨の間を下行し，腕関節正中から掌中に入り，中指の掌面を循って中指の端に抵る。

5．その別行の支脈は腋下3寸の淵腋穴から分かれ出て，胸中に入り，下に向かって上焦，中焦，下焦の三焦に分布する。

6．その主幹線は上に向かって気管に沿い，喉嚨（咽喉部）の両側を循り，頸に至り，斜めに胸鎖乳突筋の後ろの完骨穴に行き，手少陽三焦経と交会する。

7．掌中で1分支が薬指の掌面尺側を進み，指端に到り，手少陽三焦経と接続する。

8．絡脈は腕後2寸の内関穴から分かれ出て，手少陽三焦経に走る。橈骨と尺骨の間を上行し，本経に平行して胸中に入り，心包に繋がり，心系に連絡する。

# 手少陽三焦経の循行

三焦手少陽之脉．起于小指次指之端．上出兩指之間．循手表腕．出臂外兩骨之間．上貫肘．循臑外．上肩而交出足少陽之後．入缺盆．布膻中．散落心包．下膈．循屬三焦．

其支者．從膻中．上出缺盆．上項．繋耳後．直上出耳上角．以屈．下頬．至䪼．

其支者．從耳後．入耳中．出走耳前．過客主人前．交頬．至目鋭眥．

(『霊枢』経脈第十)

## 【書き下し文】

三焦　手の少陽の脈は，小指の次指の端①に起こり，上りて両指の間②に出で，手の表と腕③を循り，臂外の両骨④の間に出で，上りて肘を貫き，臑外を循りて肩に上り，而して交わりて足の少陽の後に出で，缺盆に入り，膻中に布し⑤，心包に散絡⑥し，膈を下り，循りて三焦に属す⑦。

その支なる者は，膻中より上りて缺盆に出で，項を上り，耳の後に繋り⑧，直上して耳の上角に出で，以て屈して頬に下りて䪼⑨に至る。

その支なる者は，耳の後より耳中に入り，出でて耳前に走り，客主人⑩の前を過ぎ，頬に交わり，目鋭眥⑪に至る。

## 【語意】

①小指の次指の端——薬指の先端。

②両指の間——小指と薬指の間。

③手の表と腕——手と腕の背面。

④臂外の両骨——前腕外側の橈骨と尺骨。

⑤膻中に布し——布はいきわたる，膻中は胸中。

⑥散落——「散」はちりぢりになること，「落」は『鍼灸甲乙経』や『黄帝内経太素』は「絡」にする。

⑦循りて三焦に属す——『脈経』や『黄帝内経太素』は「循」を「徧（あまねく）」にする。

⑧耳の後に繋り——『脈経』や『鍼灸甲乙経』は「繋」を「侠」に作る。

⑨頄——目の下の部位。

⑩客主人——胆経の客主人穴。

⑪目鋭眥——外眼角。瞳子髎穴がある。

## ■ 張介賓『類経』

三焦手少陽之脉．起于小指次指之端．

三焦為手少陽経也。起于無名指端関衝穴。

【現代語訳】

三焦は手少陽経である。薬指の端にある関衝穴から始まる。

上出兩指之間．

即小指次指之間液門，中渚穴也。

【現代語訳】

即ち小指と薬指の間の液門穴，中渚穴である。

循手表腕．出臂外兩骨之間．

手表之腕，陽池也。臂外両骨間，外関，支溝等穴也。

【現代語訳】

手背の手関節にあるのは陽池穴である。前腕外側の両骨の間にあるのは，外関穴や支溝穴などである。

上貫肘．循臑外．上肩而交出足少陽之後．

上貫肘之天井，循臑外，行手太陽之前，手陽明之後，歴清冷淵，消濼，臑会上肩髎，過足少陽之肩井，自天髎而交出足少陽之後也。

【現代語訳】

上って肘の天井穴を貫き，上腕の外側を循る。手太陽経の前，手陽明経の後を行く。清冷淵穴，消濼穴，臑会穴をめぐって肩髎穴に上り，足少陽経の肩井穴を通過して，天髎穴から足少陽経の後に交わり出る。

入缺盆．布膻中．散落心包．下膈．循屬三焦．

其内行者入缺盆，復由足陽明之外，下布膻中，散絡心包，相為表裏，乃自上焦下膈，循中焦下行，并足太陽之正入絡膀胱以約下焦，故足太陽経委陽穴為三焦下輔腧也。

78　主篇

『類経』（張介賓）「経絡類・二, 十二経脈」三焦経部分に記された経穴の所属経脈, 要穴名, 位置

| 経穴名 | 所属 | 要穴 | 位置 |
|---|---|---|---|
| 関衝<br>（かんしょう） | 三焦経 | 三焦経井金穴 | 薬指, 末節骨尺側, 爪甲角から近位内方 1 分（指寸）, 爪甲尺側縁の垂線と爪甲基底部の水平線との交点 |
| 液門<br>（えきもん） | 三焦経 | 三焦経榮水穴 | 手背, 薬指と小指の間, みずかきの近位陥凹部, 赤白肉際 |
| 中渚<br>（ちゅうしょ） | 三焦経 | 三焦経兪木穴 | 手背, 第 4・第 5 中手骨間, 第 4 中手指節関節近位の陥凹部 |
| 陽池<br>（ようち） | 三焦経 | 三焦経原穴 | 手関節後面, 総指伸筋腱の尺側陥凹部, 手関節背側横紋上 |
| 外関<br>（がいかん） | 三焦経 | 三焦経絡穴<br>八脈交会穴 | 前腕後面, 橈骨と尺骨の骨間の中点, 手関節背側横紋の上方 2 寸 |
| 支溝<br>（しこう） | 三焦経 | 三焦経経火穴 | 前腕後面, 橈骨と尺骨の骨間の中点, 手関節背側横紋の上方 3 寸 |
| 天井<br>（てんせい） | 三焦経 | 三焦経合土穴 | 肘後面, 肘頭の上方 1 寸, 陥凹部 |
| 清冷淵<br>（せいれいえん） | 三焦経 | | 上腕後面, 肘頭と肩峰角を結ぶ線上, 肘頭の上方 2 寸 |
| 消濼<br>（しょうれき） | 三焦経 | | 上腕後面, 肘頭と肩峰角を結ぶ線上, 肘頭の上方 5 寸 |
| 臑会<br>（じゅえ） | 三焦経 | | 上腕後面, 三角筋の後下縁, 肩峰角の下方 3 寸 |
| 肩髎<br>（けんりょう） | 三焦経 | | 肩周囲部, 肩峰角と上腕骨大結節の間の陥凹部 |
| 肩井<br>（けんせい） | 胆経 | | 後頸部, 第 7 頸椎棘突起と肩峰外縁を結ぶ線上の中点 |
| 天髎<br>（てんりょう） | 三焦経 | | 肩甲部, 肩甲骨上角の上方陥凹部 |
| 欠盆<br>（けつぼん） | 胃経 | | 前頸部, 大鎖骨上窩, 前正中線の外方 4 寸, 鎖骨上方の陥凹部 |
| 膻中<br>（だんちゅう） | 任脈 | 心包の募穴<br>八会穴の気会 | 前胸部, 前正中線上, 第 4 肋間と同じ高さ |

【現代語訳】

　その内行する経脈は欠盆穴から入り, 復た, 足陽明経の外から膻中穴に下り布がって, 心包に散絡して互いに表裏となる。すなわち上焦から膈を下り, 中焦を循って下行し, 足太陽の正と並んで膀胱に入絡し, それによって下焦を約（統率）する。したがって足太陽経の委陽穴は三焦の下輔腧穴（下合穴）である。

　　其支者．從膻中．上出缺盆．上項．繋耳後．直上出耳上角．以屈．下頬．至頤．

　　其支行于外者，自膻中上行，出缺盆，循天髎上項，会于督脉之大椎，循天牖，系耳後之翳風，瘈脈，顱息，出耳上角之角孫，過足少陽之懸釐，頷厭，下行耳頬至頤会于手太陽顴髎之分。頤，目下也。

【現代語訳】

　その外に行く支脈は, 膻中穴から上行して, 欠盆穴に出て, 天髎穴を循って項を上り, 督

手少陽三焦経の循行　79

| | | | |
|---|---|---|---|
| 委陽<br>（いよう） | 膀胱経 | 三焦下合穴 | 膝後外側，大腿二頭筋腱の内縁，膝窩横紋上 |
| 大椎<br>（だいつい） | 督脈 | | 後頸部，後正中線上，第7頸椎棘突起下方の陥凹部 |
| 天牖<br>（てんゆう） | 三焦経 | | 前頸部，下顎角と同じ高さ，胸鎖乳突筋後方の陥凹部 |
| 翳風<br>（えいふう） | 三焦経 | | 前頸部，耳垂後方，乳様突起下端前方の陥凹部 |
| 瘈脈<br>（けいみゃく） | 三焦経 | | 頭部，翳風と角孫を結ぶ（耳の輪郭に沿った）曲線上で，翳風から3分の1 |
| 顱息<br>（ろそく） | 三焦経 | | 頭部，翳風と角孫を結ぶ（耳の輪郭に沿った）曲線上で，翳風から3分の2 |
| 角孫<br>（かくそん） | 三焦経 | | 頭部，耳尖の当たるところ |
| 懸釐<br>（けんり） | 胆経 | | 頭部，頭維と曲鬢を結ぶ曲線上，頭維から4分の3 |
| 頷厭<br>（がんえん） | 胆経 | | 頭部，頭維と曲鬢を結ぶ曲線上，頭維から4分の1 |
| 顴髎<br>（けんりょう） | 小腸経 | | 顔面部，外眼角の直下，頬骨下方の陥凹部 |
| 聴宮<br>（ちょうきゅう） | 小腸経 | | 顔面部，耳珠中央の前縁と下顎骨関節突起の間の陥凹部 |
| 耳門<br>（じもん） | 三焦経 | | 顔面部，耳珠上の切痕と下顎骨の関節突起の間，陥凹部 |
| 客主人<br>（きゃくしゅじん） | 胆経 | | 上関の別名，頭部，頬骨弓中央の上際陥凹部 |
| 和髎<br>（わりょう） | 三焦経 | | 頭部，もみあげの後方，耳介の付け根の前方，浅側頭動脈の後方 |
| 糸竹空<br>（しちくくう） | 三焦経 | | 頭部，眉毛外端の陥凹部 |
| 瞳子髎<br>（どうしりょう） | 胆経 | | 頭部，外眼角の外方5分，陥凹部 |

脈の大椎穴に会し，天牖穴を循り，耳後の翳風穴，瘈脈穴，顱息穴に繋がり，耳上角の角孫穴に出て，足少陽経の懸釐穴，頷厭穴を過ぎ，耳と頬を下行して，䫙に至り，手太陽経の顴髎穴の部分で会する。䫙は目の下。

其支者．従耳後．入耳中．出走耳前．過客主人前．交頬．至目鋭眥．

此支従耳後翳風入耳中，過手太陽之聴宮，出走耳前之耳門，過足少陽之客主人，交頬，循和髎，上絲竹空，至目鋭眥，会于瞳子髎穴，手少陽経止于此，而接乎足少陽経也。

**【現代語訳】**

この支脈は耳後の翳風穴から耳中に入り，手太陽経の聴宮穴を過ぎ，耳前の耳門穴に出て，足少陽経の客主人（上関）穴を過ぎ，頬に交わり，和髎穴を循り，糸竹空穴に上り，外眼角に至り，瞳子髎穴に会する。手少陽経はここで止まり，足少陽経に接続する。

## 手少陽之別＝絡脈

手少陽之別．名曰外關．去腕二寸．外繞臂．注胸中．合心主．

(『霊枢』経脈第十)

【書き下し文】

　手の少陽の別は，名付けて外関という。腕を去ること二寸，外に臂を繞り①，胸中に注ぎ，心主に合す。

【語意】

①繞り——遶とする本もある。『太素』や『鍼灸甲乙経』は「繞」とする。ともに「めぐる」の意味。

## 手少陽之正＝経別，別行する正経

手少陽之正．指天．別于巓．入缺盆．下走三焦．散于胸中也．

(『霊枢』経別第十一)

【書き下し文】

　手の少陽の正①は，天を指し②，巓に別れ，缺盆に入り，下りて三焦に走り，胸中に散ずるなり。

【語意】

①手少陽之正——「××経之正」は本経から別れた経脈であり，正経の別ルートであることを示している。経別と呼ばれる。

②天を指し——張介賓の説では，「天を指すとは天は陽に属し，地の外を運っている。手の少陽の正は，上って巓に別れ，缺盆に入り，下って三焦に走り，胸中に散じ，蔵府の外を包括しているので，故に天を指すという」(『類経』経絡類)

## 手少陽之筋＝経筋

手少陽之筋．起于小指次指之端．結于腕．上循臂．結于肘．上繞臑外廉．上肩．走頚．合手太陽．

其支者．當曲頰．入繫舌本．

其支者．上曲牙．循耳前．屬目外眥．上乗頷．結于角．

(『霊枢』経筋第十三)

手少陽三焦経の循行　81

## 【書き下し文】

手の少陽の筋は，小指の次指の端に起こり，腕に結び，上りて臂を循り，肘に結び，上りて臑の外廉を繞い，肩に上り，頸に走り，手の太陽に合す。

その支なる者は，曲頬に当たり，入りて舌本に繋がる。

その支なる者は，曲牙[1]に上り，耳前を循り，目の外眥に属し，上りて額に乗り，角に結ぶ[2]。

## 【語意】

①曲牙──下顎角。「曲頬」ともいう。「曲牙」は頬車穴の別名でもある。

②上りて額に乗り，角に結ぶ──部位としては，頷（顎）ではなく，額とすべき。『類経』経絡類（張介賓著・明代）は「頷当作額」とする。


# ■ その他の関連資料

## ● 『霊枢』本輸第二

> 三焦下腧．在于足大指之前．少陽之後．出于膕中外廉．名曰委陽．是太陽絡也．手少陽經也．
> 三焦者．足少陽太陽（『霊枢』原文は陰）之所將．太陽之別也．上踝五寸．別入貫腨腸．出于委陽．並太陽之正．入絡膀胱．約下焦．

## 【書き下し文】

三焦下腧は，足の大指の前，少陽の後に在り，膕中の外廉に出づ。名づけて委陽と曰う。是れ太陽の絡なり。手の少陽経なり。三焦なる者は，足の少陽・太陽の将うる所，太陽の別なり。踝を上ること五寸，別れて入りて腨腸[1]を貫き，委陽に出でて，太陽の正に並び，入りて膀胱を絡い，下焦に約す。

## 【語意】

①腨腸──ふくらはぎ。腨腸穴だとすると承筋穴のこと。


## ● 『霊枢』邪気蔵府病形第四

> 三焦合入於委陽．

## 【書き下し文】

三焦の合は委陽に入る。

## ●馬王堆帛書

『足臂十一脈灸経』

臂少陽脈，出中指，循臂上骨下廉，奏耳。

『陰陽十一脈灸経』

耳脈，起于手背，出臂外両骨之間，上骨下廉，出肘中，入耳中。

### ■ 三焦経の循行についてのまとめ

Ⅰ．三焦経の起止とその循行方向に関しては，馬王堆帛書も含め，すべての書が基本的に一致している。しかし，馬王堆帛書の記載はかなり簡略なものである。

Ⅱ．『霊枢』経脈篇，『霊枢』経別篇などにもとづくと，手少陽三焦経の循行は下記の通り。

①手少陽三焦経は薬指背面の尺側に起こり，ここで手厥陰心包経と接続している。

②薬指尺側背面に沿って上行し，手背を経て，手関節背面中間の陥凹部に至り，尺骨と橈骨の間を循って上行し，肘関節の橈側面に至る。

③上腕の上腕三頭筋を経て，肩関節に至った後，肩上を上って，肩前に向かって屈曲し，足少陽胆経の後ろから足少陽胆経に交わって，同経の前に出て，前下方に斜めに向かい，欠盆（鎖骨上窩）に入り，胸中に深く入り，両乳の間の膻中穴に分布し，本経と表裏経の心包絡に連絡する。

③その主線は膈（横隔膜）を貫いて，本経の腑である上，中，下三焦に分布する。

④胸中で分かれた1支脈は，膻中穴から分かれ出て，上に行き，欠盆（鎖骨上窩）を経て上り，頸項部に出る。さらに耳の後ろを繞って行き，耳上角に至り，耳前を繞って下り，屈曲して面頬部に向かい，眼窩の下に至る。

⑤別の1分支が，耳の後ろから耳中に入り，耳前方に出て，足少陽胆経の客主人穴（上関穴）の前方を経て，前の1分支と面頬部で交わり，目外眥に至り，足少陽胆経と接続する。

⑥手少陽三焦経にはさらに2本の別行経がある。第1支は肩上から分かれ出て上に行き，耳の後ろから直上して進み，頭頂部に至る。

⑦第2支は肩上から別れ出た後，下行し，欠盆穴を経て，胸中に散じ，膈（横隔膜）を貫いて，三焦に分布する。この支脈は本経と並行する経脈である。

⑧絡脈は手関節の上方2寸の外関穴から始まり，上肢外側を上行して，肩関節後面から欠盆（鎖骨上窩）に入り，胸中に深く入って，手厥陰心包経と接続する。

# 足少陽胆経の循行

膽足少陽之脉．起于目鋭眥．上抵頭角．下耳後．循頚行手少陽之前．
至肩上．却交出手少陽之後．入缺盆．

其支者．從耳後．入耳中．出走耳前．至目鋭眥後．

其支者．別鋭眥．下大迎．合于手少陽．抵于頤．下加頬車．下頚．合缺盆．
以下胸中．貫膈．絡肝．屬膽．循脇裏．出氣街．繞毛際．橫入髀厭中．

其直者．從缺盆．下腋．循胸．過季脇．下合髀厭中．以下循髀陽．出
膝外廉．下外輔骨之前．直下抵絶骨之端．下出外踝之前．循足跗上．入
小指次指之間．

其支者．別跗上．入大指之間．循大指岐骨內．出其端．還貫爪甲．出三毛．

（『霊枢』経脈第十）

## 【書き下し文】

胆　足の少陽の脈は，目鋭眥①に起こり，上りて頭角②に抵り，耳後に下り，頚を循りて
手の少陽の前に行き，肩上に至り，却きて交わり手の少陽の後に出で，缺盆③に入る。

その支なる者は，耳後より耳中に入り，出でて耳前に走り，目の鋭眥の後に至る。

その支なる者は，鋭眥に別れて，大迎に下り，手の少陽に合し，頤④に抵り，下りて頬車
に加わり，頚を下りて缺盆に合し，以て胸中に下り，膈を貫き，肝を絡いて胆に属し，脇裏
を循り，気街⑤に出で，毛際⑥を繞り，横に髀厭⑦の中に入る。

其の直なる者は，缺盆より腋に下り，胸を循りて季脇⑧を過ぎり，下りて髀厭の中に合し，
以て下りて髀陽⑨を循り，膝の外廉に出で，外輔骨⑩の前を下り，直に下りて絶骨⑪の端に抵り，
下りて外踝の前に出で，足跗⑫上を循り，小指次指の間に入る。

その支なる者は，跗上に別れ，大指の間に入り，大指の岐骨⑬の内を循りてその端に出で，
環りて爪甲を貫き，三毛⑭に出づ。

## 【語意】

①目鋭眥——外眼角，目じり。

②頭角——額の角。

③缺盆——鎖骨上窩。

④䪼——眼窩下方，頬骨から上歯床までを含む。

⑤気街——気衝穴。曲骨の傍ら2寸，少腹の下方で毛際の両傍 「気衝」ともいう。

⑥毛際——恥骨部の陰毛の生ずるところ。

⑦髀厭—— 髀枢のこと。大腿骨上端の関節を指す。大腿骨が嵌っている辺りには転枢（回転）の作用があるので，「髀枢」という。

⑧季脇——別名は季肋。第11，12肋軟骨部。

⑨髀陽——「髀」は大腿部。「陽」は外側を指す。髀陽は大腿外側。

⑩外輔骨——腓骨。

⑪絶骨——外果の直上3寸ばかりで腓骨の陥凹しているところ。腓骨はここで断絶しているように見えるので「絶骨」という。

⑫足跗——足背。跗は足の背の意味。

⑬岐骨——「岐」は分かれ道の意味。岐骨とは骨節の分起点を指す。ここでは第1中足骨と第2中足骨の接合部。

⑭三毛——足第1指爪甲の後ろの毛の生えているところ。聚毛や叢毛とも言う。


## 張介賓『類経』

膽足少陽之脉．起于目鋭眥．

胆為足少陽経也。起于目鋭眥瞳子髎穴。目之外角曰鋭眥。

**【現代語訳】**

胆は足少陽経である。外眼角の瞳子髎穴に始まる。外眼角を鋭眥と曰う。


上抵頭角．下耳後．

自目鋭眥，由聴会，客主人上抵頭角，循頷厭，下懸顱，懸釐，従耳上髪際入曲鬢，率谷，歴手少陽之角孫外折下耳後，行天衝，浮白，竅陰，完骨，又自完骨外折上行，循本神，前至陽白，復内折上行，循臨泣，目窓，正営，承霊，脳空，由風池而下行也。

**【現代語訳】**

外眼角から聴会穴・客主人穴を由て，頭角に上り抵り，頷厭穴を循り，懸顱・懸釐の両穴を下り，耳上の髪際から曲鬢・率谷両穴に入り，手少陽経の角孫穴を歴て，外に折れて耳後を下り，天衝・浮白・頭竅陰・完骨各穴を行み，又，完骨穴から外に折れて上行し，本神穴を循って，前額部の陽白穴に至る。復，内に折れて上行し，頭臨泣・目窓・正営・承霊・脳空各穴を循って，風池穴から下行する。

足少陽胆経の循行　85

循頚行手少陽之前．至肩上．却交出手少陽之後．入缺盆．

自風池循頚，過手少陽之天牖，行少陽之前，下至肩上，循肩井，復交出手少陽之後，過督脉之大椎，会于手太陽之秉風，而前入于足陽明缺盆之外。

【現代語訳】

風池穴から頚を循って，手少陽経の天牖穴を過ぎ，手少陽経の前を行み，下って肩上に至り，肩井穴を循る。さらに手少陽経の後ろに交わり出て，督脈の大椎穴を過ぎ，手太陽経の秉風穴に会して，背部から前に進んで足陽明経の欠盆穴の前に入る。


其支者．從耳後．入耳中．出走耳前．至目鋭眥後．

其支者，從耳後顖顬間，過手少陽之翳風，入耳中，過手太陽之聴宮，出走耳前，復自聴会至目鋭眥後瞳子髎之分。

【現代語訳】

耳後からの支脈は耳後の顖顬（脳空穴の別名）の間より手少陽経の翳風穴を過ぎ，耳中に入る。手太陽経の聴宮穴を過ぎ，出て耳の前を進み，さらに聴会穴より外眼角後方の瞳子髎穴の部分に至る。


其支者．別鋭眥．下大迎．合于手少陽．抵于頄．

其支者，別自目外眥瞳子髎，下足陽明大迎之次，由手少陽之糸竹，和髎而下抵于頄也。

【現代語訳】

外眼角からの支脈は外眼角の瞳子髎穴で別れて，足陽明経の大迎穴の地点に下り，手少陽経の糸竹空穴・和髎穴を由て，下って頄（眼窩下方）に抵る。


下加頰車．下頚．合缺盆．

其下于足陽明者，合于下関，乃自頰車下頚，循本経之前，與前之入缺盆者相合，以下胸中。

【現代語訳】

足陽明経に下る支脈は下関穴で陽明経と合し，頰車穴から頚を下り，本経の前を循って，欠盆穴に入る前の経脈と相合し，以て胸中に下る。


以下胸中．貫膈．絡肝．屬膽．循脇裏．出氣街．繞毛際．横入髀厭中．

其内行者，由缺盆下胸，当手厥陰天池之分貫膈，足厥陰期門之分絡肝，本経日月之分属胆，而相為表裏，乃循脇裏，由足厥陰之章門下行，出足陽

86　主篇

『類経』（張介賓）「経絡類・二, 十二経脈」胆経部分に記された経穴の所属経脈, 要穴, 位置

| 経穴名 | 所属 | 要穴 | 位置 |
|---|---|---|---|
| 瞳子髎 (どうしりょう) | 胆経 | | 頭部, 外眼角の外方5分, 陥凹部 |
| 聴会 (ちょうえ) | 胆経 | | 顔面部, 珠間切痕と下顎骨関節突起の間, 陥凹部 |
| 客主人 (きゃくしゅじん) | 胆経 | | 上関の別名, 頭部, 頬骨弓中央の上際陥凹部 |
| 頷厭 (がんえん) | 胆経 | | 頭部, 頭維と曲鬢を結ぶ曲線上, 頭維から4分の1 |
| 懸顱 (けんろ) | 胆経 | | 頭部, 頭維と曲鬢を結ぶ曲線上の中点 |
| 懸釐 (けんり) | 胆経 | | 頭部, 頭維と曲鬢を結ぶ曲線上, 頭維から4分の3 |
| 曲鬢 (きょくびん) | 胆経 | | 頭部, もみあげ後縁の垂線と耳尖の水平線の交点 |
| 率谷 (そっこく) | 胆経 | | 頭部, 耳尖の直上, 髪際の上方1寸5分 |
| 角孫 (かくそん) | 三焦経 | | 頭部, 耳尖の当たるところ |
| 天衝 (てんしょう) | 胆経 | | 頭部, 耳介の付け根の後縁の直上, 髪際の上方2寸 |
| 浮白 (ふはく) | 胆経 | | 頭部, 乳様突起の後上方, 天衝と完骨を結ぶ（耳の輪郭に沿った）曲線上, 天衝から3分の1 |
| 竅陰 (きょういん) | 胆経 | | 頭竅陰のこと, 頭部, 乳様突起の後上方, 天衝と完骨を結ぶ（耳の輪郭に沿った）曲線上, 天衝から3分の2 |
| 完骨 (かんこつ) | 胆経 | | 前頭部, 乳様突起の後下方, 陥凹部 |
| 本神 (ほんじん) | 胆経 | | 頭部, 前髪際の後方5分, 正中線の外方3寸 |
| 陽白 (ようはく) | 胆経 | | 頭部, 眉の上方1寸, 瞳孔の直上 |
| 臨泣 (りんきゅう) | 胆経 | | 頭臨泣のこと, 頭部, 前髪際から入ること5分, 瞳孔の直上 |
| 目窓 (もくそう) | 胆経 | | 頭部, 前髪際から入ること1寸5分, 瞳孔の直上 |
| 正営 (しょうえい) | 胆経 | | 頭部, 前髪際から入ること2寸5分, 瞳孔の直上 |
| 承霊 (しょうれい) | 胆経 | | 頭部, 前髪際から入ること4寸, 瞳孔の直上 |
| 脳空 (のうくう) | 胆経 | | 頭部, 外後頭隆起上縁と同じ高さ, 風池の直上 |
| 風池 (ふうち) | 胆経 | | 前頸部, 後頭骨の下方, 胸鎖乳突筋と僧帽筋の起始部の間, 陥凹部 |

明之気街, 繞毛際, 合于足厥陰, 以横入髀厭中之環跳穴也。

【現代語訳】

　その内行する経脈は, 欠盆穴から胸を下り, 手厥陰経の天池穴の部分で膈（横隔膜）を貫く。足厥陰経の期門穴の部分で肝に絡し, 本経の日月穴の部分で胆に属して, 表裏と相為す。そこから脇裏を循り, 足厥陰経の章門穴より下行し, 足陽明経の気街穴に出て, 陰毛の際を繞って, 足厥陰経に合し, 髀厭（股関節部）中の環跳穴に横に入る。

　其直者. 從缺盆. 下腋. 循胸. 過季脇. 下合髀厭中.

足少陽胆経の循行　87

| | | | |
|---|---|---|---|
| 天牖<br>てんゆう | 三焦経 | | 前頸部，下顎角と同じ高さ，胸鎖乳突筋後方の陥凹部 |
| 肩井<br>けんせい | 胆経 | | 後頸部，第7頸椎棘突起と肩峰外縁を結ぶ線上の中点 |
| 大椎<br>だいつい | 督脈 | | 後頸部，後正中線上，第7頸椎棘突起下方の陥凹部 |
| 秉風<br>へいふう | 小腸経 | | 肩甲部，棘上窩，肩甲棘中点の上方 |
| 欠盆<br>けつぼん | 胃経 | | 前頸部，大鎖骨上窩，前正中線の外方4寸，鎖骨上方の陥凹部 |
| 顱顳<br>そうじゅ | 胆経 | | 脳空穴の別名，頭部，外後頭隆起上縁と同じ高さ，風池の直上 |
| 翳風<br>えいふう | 三焦経 | | 前頸部，耳垂後方，乳様突起下端前方の陥凹部 |
| 聴宮<br>ちょうきゅう | 小腸経 | | 顔面部，耳珠中央の前縁と下顎骨関節突起の間の陥凹部 |
| 大迎<br>だいげい | 胃経 | | 顔面部，下顎角の前方，咬筋付着部の前方陥凹部，顔面動脈上 |
| 糸竹空<br>しちくくう | 三焦経 | | 頭部，眉毛外端の陥凹部 |
| 和髎<br>わりょう | 三焦経 | | 頭部，もみあげの後方，耳介の付け根の前方，浅側頭動脈の後方 |
| 下関<br>げかん | 胃経 | | 顔面部，頬骨弓の下縁中点と下顎切痕の間の陥凹部 |
| 頬車<br>きょうしゃ | 胃経 | | 顔面部，下顎角の前上方1横指（中指） |
| 天池<br>てんち | 心包経 | | 前胸部，第4肋間，前正中線の外方5寸 |
| 期門<br>きもん | 肝経 | 肝募穴 | 前胸部，第6肋間，前正中線の外方4寸 |
| 日月<br>じつげつ | 胆経 | 胆募穴 | 前胸部，第7肋間，前正中線の外方4寸 |
| 章門<br>しょうもん | 肝経 | 脾募穴<br>八会穴の臓会 | 側腹部，第11肋骨端下縁 |
| 気街<br>きがい | 胃経 | | 気衝穴の別名，鼠径部，恥骨結合上縁と同じ高さで，前正中線の外方2寸，大腿動脈拍動部 |
| 環跳<br>かんちょう | 胆経 | | 殿部，大腿骨大転子の頂点と仙骨裂孔を結ぶ線上，大転子頂点から3分の1 |
| 淵腋 | 胆経 | | 側胸部，第4肋間，中腋窩線上 |

其直下而行于外者，従缺盆下腋循胸，歴淵腋，輒筋，日月過季脇，循京門，帯脉等穴下行，由居髎入足太陽之上髎，中髎，下髎下行，復與前之入髀厭者相合。

【現代語訳】

其の直に下って外を行く経脈は，欠盆穴から腋を下り，胸を循る。淵腋・輒筋・日月の各穴を歴て，季脇を過ぎ，京門・帯脈などの穴を循って下行する。居髎穴から足太陽経の上髎穴・中髎穴・下髎穴に入り，また，前の髀厭に入った経脈と相合する。

| 輒筋<br>ちょうきん | 胆経 | | 側胸部，第4肋間，中腋窩線の前方1寸 |
|---|---|---|---|
| 京門<br>けいもん | 胆経 | 腎募穴 | 側腹部，第12肋骨端下縁 |
| 帯脈<br>たいみゃく | 胆経 | | 側腹部，第11肋骨端下方，臍中央と同じ高さ |
| 居髎<br>きょりょう | 胆経 | | 殿部，上前腸骨棘と大転子頂点の中点 |
| 上髎<br>じょうりょう | 膀胱経 | | 仙骨部，第1後仙骨孔 |
| 中髎<br>ちゅうりょう | 膀胱経 | | 仙骨部，第3後仙骨孔 |
| 下髎<br>げりょう | 膀胱経 | | 仙骨部，第4後仙骨孔 |
| 中瀆<br>ちゅうとく | 胆経 | | 大腿部外側，腸脛靱帯の後方で，膝窩横紋の上方7寸 |
| 陽関<br>ようかん | 胆経 | | 膝陽関のこと，膝外側，大腿二頭筋腱と腸脛靱帯の間の陥凹部，大腿骨外側上顆の後上縁 |
| 陽陵泉<br>ようりょうせん | 胆経 | 胆経合土穴<br>胆下合穴<br>八会穴の筋会 | 下腿外側，腓骨頭前下方の陥凹部 |
| 陽交<br>ようこう | 胆経 | 陽維脈の郄穴 | 下腿外側，腓骨の後方，外果尖の上方7寸 |
| 絶骨<br>ぜっこつ | 胆経 | | 陽輔穴の別名，また懸鐘穴の別名 |
| 陽輔<br>ようほ | 胆経 | 胆経経火穴 | 下腿外側，腓骨の前方，外果尖の上方4寸 |
| 懸鐘<br>けんしょう | 胆経 | 八会穴の髄会 | 下腿外側，腓骨の前方，外果尖の上方3寸 |
| 丘墟<br>きゅうきょ | 胆経 | 胆経原穴 | 足関節前外側，長指伸筋腱外側の陥凹部，外果尖の前下方 |
| 臨泣<br>りんきゅう | 胆経 | 胆経兪木穴<br>八脈交会穴 | 足臨泣のこと，足背，第4・第5中足骨底接合部の遠位，第5指の長指伸筋腱外側の陥凹部 |
| 竅陰<br>きょういん | 胆経 | 胆経井金穴 | 足竅陰のこと，足の第4指，末節骨外側，爪甲角の近位外方1分（指寸），爪甲外側縁の垂線と爪甲基底部の水平線との交点 |

以下循髀陽．出膝外廉．下外輔骨之前．

髀陽，髀之外側也。輔骨，膝下両旁高骨也。由髀陽行太陽陽明之中，歴中瀆，陽関，出膝外廉，下外輔骨之前，自陽陵泉以下陽交等穴也。

【現代語訳】

　髀陽とは，髀（大腿部）の外側のことである。輔骨とは，膝下両傍の高骨のことである。髀陽から足太陽経と足陽明経の中間を行き，中瀆穴・膝陽関穴を歴て，膝の外廉に出る。外輔骨（腓骨）の前を下り，陽陵泉穴から陽交穴などに下る。

直下抵絶骨之端．下出外踝之前．循足跗上．入小指次指之間．

外踝上骨際曰絶骨。絶骨之端，陽輔穴也。下行懸鐘，循足面上之丘墟，

足少陽胆経の循行　89

臨泣等穴，乃入小指次指之間，至竅陰穴，足少陽経止于此。

【現代語訳】

　外果の上の骨際を絶骨という。絶骨の端が陽輔穴である。下って懸鐘穴に行き，足面上の丘墟・足臨泣などの穴を循り，さらに小指（足第5指）と次指（足第4指）の間に入って，足竅陰穴に至り，足少陽経はこのところで止まる。

　其支者．別跗上．入大指之間．循大指岐骨内．出其端．還貫爪甲．出三毛．
　足大指次指本節後骨縫為岐骨。大指爪甲後二節間為三毛。其支者自足跗上別行入大指，循岐骨内，出大指端，還貫入爪甲，出三毛，而接乎足厥陰経也。

【現代語訳】

　足の大指（足第1指）と次指（足第2指）の本節の後ろの骨縫（両骨の接合部）が岐骨である。足第1指の爪甲の後ろの二節（基節）の間が三毛である。足少陽経の支は足跗（足背）上から別れて行み，足第1指に入り，岐骨内を循って，足第1指の端に出て，還って爪甲を貫入し，三毛に出て，足厥陰経に接続する。


## ▌足少陽之別＝絡脈

> 足少陽之別．名曰光明．去踝五寸．別走厥陰．下絡足跗．
>
> 　　　　　　　　　　　　　　　　　　　　　　（『霊枢』経脈第十）

【書き下し文】

　足の少陽の別は，名付けて光明と曰う。踝を去ること五寸，別れて厥陰に走り，下りて足跗①を絡う。

【語意】

①足跗──足背。跗は足の背の意味。


## ▌足少陽之正＝経別，別行する正経

> 足少陽之正．繞髀．入毛際．合于厥陰．
> 　別者．入季脇之間．循胸裏．屬膽．散之上肝．貫心．以上挾咽．出頤頷中．散于面．繫目系．合少陽于外眥也
>
> 　　　　　　　　　　　　　　　　　　　　　（『霊枢』経別第十一）

## 【書き下し文】

足の少陽の正①は，髀②を繞り毛際③に入り，厥陰に合す。

別なる者は，季脇④の間に入り，胸裏を循り，胆に属し，散じ之き，肝に上り，心を貫き⑤，以て上りて咽を挟み，頤頷⑥の中に出で，面に散じ，目系⑦に繋がり，少陽と外眥に合するなり。

## 【語意】

①正——「××経之正」は本経から別れた経脈であり，正経の別ルートであることを示している。経別と呼ばれる。

②髀——大腿部

③毛際——恥骨部の陰毛の生ずるところ

④季脇——別名は季肋。第11，12肋軟骨部

⑤散じて之き，肝に上り，心を貫き——「散之上肝．貫心」は一般的には，「散之肝，上貫心」とする。この場合は，「散じて肝に之き，上りて心を貫く」となる。ちなみに足三陽経の他の2脈は，「散之腎，循膂，当心入散」（足太陽之正），「散之脾，上通于心」（足陽明之正）である。

⑥頤頷 ——頤はあご，おとがい，頷もあご，おとがい。

⑦目系——目と脳を結ぶ脈絡。


## ◼ 足少陽之筋＝経筋

---

足少陽之筋．起于小指次指．上結外踝．上循脛外廉．結于膝外廉．

其支者．別起外輔骨．上走髀．前者結于伏兎之上．後者結于尻．

其直者．上乗䏚季脇．上走腋前廉．繋于膺乳．結于缺盆．

直者．上出腋．貫缺盆．出太陽之前．循耳後．上額角．交巓上．下走頷．上結于頄．

支者．結于目眥．爲外維．

（『霊枢』経筋第十三）

---

## 【書き下し文】

足の少陽の筋は，小指の次指に起こり，上りて外踝①に結び，上りて脛の外廉を循り，膝の外廉に結ぶ。

その支なる者は，別れて外輔骨②に起こり，上りて髀③に走り，前なる者は伏兎の上に結び，後なる者は尻④に結ぶ。

その直なる者は，上りて䏚⑤と季脇⑥に乗り，上りて腋の前廉に走り，膺乳⑦に繋がり，缺

足少陽胆経の循行　91

盆[8]に結ぶ。

　直なる者は，上りて腋に出で，缺盆を貫き，太陽の前に出で，耳後を循り，額角に上り，巓上[9]に交わり，下りて頷[10]に走り，上りて頄[11]に結ぶ。

　支なる者は，目眥に結びて外維と為す。

【語意】
①外踝――そとくるぶし。
②外輔骨――腓骨。
③髀――大腿部。
④尻――臀部。
⑤䏚――季肋部の下の柔らかい部分。
⑥季脇――別名は季肋。第11，12肋軟骨部。
⑦膺乳――膺は側胸の肉の隆起した所。乳は乳房。
⑧缺盆――鎖骨上窩。
⑨巓上――頭頂部。
⑩頷――頷はあご，おとがい。
⑪頄――頬骨部。


## ■ その他の関連資料

### ● 『素問』熱論第三十一

> 少陽‥‥‥其脈循脇絡於耳.

【書き下し文】
　少陽……その脈は脇を循りて耳に絡う。

### ● 馬王堆帛書

『足臂十一脈灸経』

　足少陽脈，出于踝前，枝于骨間，上貫膝外廉，出于股外廉，出脇，枝之肩薄（髆）。其直者，貫腋，出于項，耳，出膡（枕），出目外眥。


『陰陽十一脈灸経』

　少陽脈，系于外踝之前廉，上出魚股之外，出□，上出目前。

## ■ 足少陽胆経の循行についてのまとめ

I．馬王堆帛書の胆経の循行経路は『霊枢』と相反し，その記載も簡略である。その他の文献は『霊枢』経脈篇と基本的に同じである。

II．『霊枢』経脈篇，『霊枢』経別篇などにもとづくと，足少陽胆経の循行は下記の通り。

①外眼角に始まり，ここで手少陽三焦経と接続する。

②外眼角から上に行き，額角に至り，さらに後ろに向かって屈って下行し，耳前上方から，耳の後ろに繞って，頸部に沿って手少陽三焦経の前を下行する。肩上に至ってまた手少陽経と交差して，手少陽経の後ろに到り，前に屈して下行し，欠盆（鎖骨上窩）に入る。

③頭頸部では2本の分支がある。第1支は耳の後ろから分かれ出て耳中に入り，耳を穿って耳前に出て，外眼角の後ろに到る。第2支は外眼角から分かれ出て，下行して大迎穴附近に至り，折れて回り上に向かい，顴骨の前面を経て，手少陽経と相合し，再び眼窩下に到る。

④その主幹線は大迎穴のところから下顎角に至り，側頸部を循って欠盆（鎖骨上窩）に到り，前述の欠盆（鎖骨上窩）に入る支脈と相合する。

⑤欠盆（鎖骨上窩）で腹内と腹外の2本の循行線が分かれ出る。腹内支は欠盆（鎖骨上窩）から胸中に入り，膈（横隔膜）を貫いて，表裏経の肝臓に絡し，本経の胆腑に分布した後，再び脇肋内面を循って下行し，鼠径部の気衝穴のところに突き出る。陰毛の辺縁から外陰部を繞い，環跳穴のところに横から入る。

⑥環跳穴のところで1本の逆行支が出ている。環跳穴から分かれ出た後，外陰部の陰毛際に入り，足厥陰肝経に合入し，足厥陰経と外陰部で連系している。

⑦外陰部でさらにもう1本の別行支が上行して，季脇に至り，腹に入り，肝，胆に分布し，肝から上行して膈（横隔膜）を貫き，心臓に進入する。心から上行して，食道の両側に沿って上り，咽に至り，さらに上行し，下顎を経る。その分支は顔面に散ずる。

⑧別行支の主幹はさらに上行して外眼角に至り，足少陽胆経と外眼角で相会し，さらに目系に入る。

⑨直行する主幹線は，環跳穴のところから下行し，大腿外側の中間を循って，膝関節前外側に至る。腓骨の前を下行し，外果上部の骨の陥凹部に直に下って至り，下行して足の外果の前に出て，足背に沿って足の第4指の端に至る。

⑩足背には，さらに1分支があり，足の第1指と第2指の間に沿って，斜めに第1指を走行し，足第1指の尖端に至り，さらに爪甲部を穿って，爪甲部の叢毛のところで，足厥陰肝経と接続する。

# 足厥陰肝経の循行

　　肝足厥陰之脉．起于大指叢毛之際．上循足跗上廉．去内踝一寸．上踝
八寸．交出太陰之後．上膕内廉．循股陰．入毛中．過陰器．抵小腹．挾
胃．屬肝．絡膽．上貫膈．布脇肋．循喉嚨之後．上入頏顙．連目系．上
出額．與督脉會于巓．
　　其支者．從目系．下頰裏．環脣内．
　　其支者．復從肝別．貫膈．上注肺．

（『霊枢』経脈第十）

## 【書き下し文】

　　肝　足の厥陰の脈は，大指の叢毛①の際に起こり，上りて足跗②の上廉を循り，内踝③を去
ること１寸，踝を上ること八寸，交わりて太陰④の後に出で，膕⑤の内廉を上り，股陰⑥を循
りて毛中⑦に入り，陰器を過ぎ，小腹⑧に抵り，胃を挟み，肝に属して胆を絡い，上りて膈
を貫き，脇⑨に布し，喉嚨⑩の後を循り，上りて頏顙⑪に入り，目系⑫に連なり，上りて額
に出で，督脈と巓⑬に会す。

　　その支なる者は，目系より頰裏に下り，唇内を環る。

　　その支なる者は，復た肝より別れて膈を貫き，上りて肺に注ぐ。

## 【語意】

①叢毛——別名三毛，聚毛，衆毛。足第１指背面の毛の生えているところ。

②足跗——足背。

③内踝——内くるぶし。

④太陰——足太陰脾経。

⑤膕——ひかがみ，膝窩。

⑥股陰——大腿内側。

⑦毛中——陰毛の中。

⑧小腹——下腹部。少腹であれば，下腹部両傍。『鍼灸甲乙経』『脈経』『太素』『千金方』『銅
　　人腧穴図経』では，いずれも「小」を「少」とする。

⑨脇肋——季肋部，脇下から第12浮肋骨までの脇腹。

94　主篇

⑩喉嚨──喉，もしくは喉と気管。

⑪頏顙──咽喉の上部。口をあけて見えるのどの奥。顙は頭とか，頂きの意。

⑫目系──目と脳を結ぶ脈絡。

⑬巓──頭頂部。

## 張介賓『類経』

肝足厥陰之脉．起于大指叢毛之際．

肝為足厥陰経也。起于足大指，去爪甲横紋後，叢毛際大敦穴。叢毛，即上文所謂三毛也。

**【現代語訳】**

肝は足厥陰経である。足第1指の爪甲の横紋の後にある叢毛の際の大敦穴から始まる。叢毛とは上文の胆経の原文でいう三毛のことである。

上循足跗上廉．去内踝一寸．

足跗上廉，行間，太衝也。内踝前一寸，中封也。

**【現代語訳】**

足甲の縁には，行間，太衝の両穴があり，内果の前方1寸は中封穴である。

上踝八寸．交出太陰之後．上膕内廉．

上踝過足太陰之三陰交，歴蠡溝，中都，復上一寸，交出太陰之後，上膕内廉，至膝関，曲泉也。

**【現代語訳】**

内果を上り，足太陰経の三陰交穴を過ぎ，蠡溝，中都の両穴を経て，さらに1寸上り，足太陰経と交わって太陰経の後側に出る。膝窩内側の縁を上り，膝関，曲泉両穴に至る。

循股陰．入毛中．過陰器．

股陰，内側也。循股内之陰包，五里，陰廉，上会于足太陰之衝門，府舍，入陰毛中之急脉，遂左右相交，環繞陰器，而会于任脉之曲骨。

**【現代語訳】**

股陰とは大腿内側のことである。股の内側の陰包・足五里・陰廉の諸穴を循り，上って足太陰経の衝門穴・府舍穴に会し，陰毛中の急脈穴に入り，遂て左右が相交わり，陰器を環繞って任脈の曲骨穴に会する。

足厥陰肝経の循行　95

抵小腹．挾胃．屬肝．絡膽．

自陰上入小腹，会于任脉之中極，関元，循章門至期門之所挾胃属肝，下足少陽日月之所絡胆，而肝胆相為表裏也。

【現代語訳】

　陰部から小腹部（下腹部正中）に入り，任脈の中極穴，関元穴と会し，章門穴を循り，期門穴に至るところで胃を挟み肝に属す。下って足少陽経の日月穴のところで胆に絡す。これによって肝胆は表裏となっている。

上貫膈．布脇肋．

自期門上貫膈，行足太陰食竇之外，大包之裏，散布脇肋，上足少陽淵腋，手太陰雲門之下，足厥陰経穴止于此。

【現代語訳】

　期門穴から上って膈を貫き，足太陰経の食竇穴の外で大包穴の裏に行き，脇肋に散布して，足少陽経の淵腋穴を上り，手太陰経の雲門穴の下で足厥陰経の経穴は終わる。

循喉嚨之後．上入頏顙．連目系．上出額．與督脉會于巔．

頏顙，咽顙也。目内深処為目系。其内行而上者，自脇肋間，由足陽明人迎之外，循喉嚨之後入頏顙，行足陽明大迎，地倉，四白之外，内連目系，上出足少陽陽白之外，臨泣之裏，與督脉相会于頂巔之百会。

【現代語訳】

　頏顙は咽の顙（頭，いただき）のこと。目の内の深いところが目系である。内行して上る経脈は，脇肋の間から足陽明経の人迎穴の外側をへて，喉嚨の後ろを循って頏顙に入り，足陽明経の大迎穴，地倉穴，四白穴の外側を行き，内で目系に連なり，上って足少陽経の陽白穴の外で頭臨泣穴の裏に出て，巔頂部の百会穴で督脈と相会する。

其支者．從目系．下頰裏．環脣内．

此支者，從前目系之分，下行任脉之外，本経之裏，下頰裏，交環于口唇之内。

【現代語訳】

　その支脈は前に述べた目系の部分から任脈の外で本経の裏を下行し，頰の裏を下って，口唇の内で交わり循る。

其支者．復從肝別．貫膈．上注肺．

又其支者，從前期門属肝所行足太陰食竇之外，本経之裏，別貫膈，上注于肺，下行至中焦，挾中脘之分，復接于手太陰肺経，以尽十二経之一周，終而復始也。

96　主篇

『類経』（張介賓）「経絡類・二, 十二経脈」肝経部分に記された経穴の所属経脈, 要穴, 位置

| 経穴名 | 所属 | 要穴名 | 位置 |
|---|---|---|---|
| 大敦（だいとん） | 肝経 | 肝経井木穴 | 足第1指, 末節骨外側, 爪甲角の近位外方1分（指寸）, 爪甲外側縁の垂線と爪甲基底部の水平線との交点 |
| 行間（こうかん） | 肝経 | 肝経榮火穴 | 足背, 第1・2指間, みずかきの近位, 赤白肉際 |
| 太衝（たいしょう） | 肝経 | 肝経原穴 肝経俞土穴 | 足背, 第1・2中足骨間, 中足骨底接合部遠位の陥凹部, 足背動脈拍動部 |
| 中封（ちゅうほう） | 肝経 | 肝経経金穴 | 足関節前内側, 前脛骨筋腱内側の陥凹部, 内果尖の前方 |
| 三陰交（さんいんこう） | 脾経 | | 下腿内側（脛側）, 脛骨内縁の後際, 内果尖の上方3寸 |
| 蠡溝（れいこう） | 肝経 | 肝経絡穴 | 下腿前内側, 脛骨内側面の中央, 内果尖の上方5寸 |
| 中都（ちゅうと） | 肝経 | 肝経郄穴 | 下腿前内側, 脛骨内側面の中央, 内果尖の上方7寸 |
| 膝関（しつかん） | 肝経 | | 下腿脛骨面, 脛骨内側顆の下方, 陰陵泉の後方1寸 |
| 曲泉（きょくせん） | 肝経 | 肝経合水穴 | 膝内側, 半腱・半膜様筋腱内側の陥凹部, 膝窩横紋の内側端 |
| 陰包（いんぽう） | 肝経 | | 大腿部内側, 薄筋と縫工筋の間, 膝蓋骨底の上方4寸 |
| 五里（ごり） | 肝経 | | 足五里のこと, 大腿部内側, 気衝の下方3寸, 動脈拍動部 |
| 陰廉（いんれん） | 肝経 | | 大腿部内側, 気衝の下方2寸 |
| 衝門（しょうもん） | 脾経 | | 鼠径部, 鼠径溝, 大腿動脈拍動部の外方 |
| 府舎（ふしゃ） | 脾経 | | 下腹部, 臍中央の下方4寸3分, 前正中線の外方4寸 |
| 急脈（きゅうみゃく） | 肝経 | | 鼠径部, 恥骨結合上縁と同じ高さ, 前正中線の外方2寸5分 |
| 曲骨（きょくこつ） | 任脈 | | 下腹部, 前正中線上, 恥骨結合上縁 |
| 中極（ちゅうきょく） | 任脈 | 膀胱募穴 | 下腹部, 前正中線上, 臍中央の下方4寸 |
| 関元（かんげん） | 任脈 | 小腸募穴 | 下腹部, 前正中線上, 臍中央の下方3寸 |
| 章門（しょうもん） | 肝経 | 脾募穴 八会穴の臓会 | 側腹部　第11肋骨端下縁 |
| 期門（きもん） | 肝経 | 肝募穴 | 前胸部, 第6肋間, 前正中線の外方4寸 |
| 日月（じつげつ） | 胆経 | 胆募穴 | 前胸部, 第7肋間, 前正中線の外方4寸 |
| 食竇（しょくとく） | 脾経 | | 前胸部, 第5肋間, 前正中線の外方6寸 |
| 大包（だいほう） | 脾経 | 脾の大絡の絡穴 | 側胸部, 第6肋腋窩線上 |
| 淵腋（えんえき） | 胆経 | | 側胸部, 第4肋間, 中腋窩線上 |

【現代語訳】

　またもう1つの支脈が前に述べた肝に属す期門穴のところから足太陰経の食竇穴の外に行き, 本経の裏で別れて膈を貫き, 上って肺に注ぎ, 下行して中焦に至り, 中脘穴の部分を挟んで, 再び手太陰肺経に接続する。これによって十二経の一周が完成すると, 終わってまた始まるのである。

足厥陰肝経の循行　97

| | | | |
|---|---|---|---|
| うんもん<br>雲門 | 肺経 | | 前胸部，鎖骨下窩の陥凹部，烏口突起の内方，前正中線の外方6寸 |
| じんげい<br>人迎 | 胃経 | | 前頸部，甲状軟骨上縁と同じ高さ，胸鎖乳突筋の前縁，総頸動脈上 |
| だいげい<br>大迎 | 胃経 | | 顔面部，下顎角の前方，咬筋付着部の前方陥凹部，顔面動脈上 |
| ちそう<br>地倉 | 胃経 | | 顔面部，口角の外方4分（指寸） |
| しはく<br>四白 | 胃経 | | 顔面部，眼窩下孔部 |
| りんきゅう<br>臨泣 | 胆経 | | 頭臨泣のこと，頭部，前髪際から入ること5分，瞳孔の直上 |
| ひゃくえ<br>百会 | 督脈 | | 頭部　前正中線上，前髪際の後方5寸 |
| ちゅうかん<br>中脘 | 任脈 | 胃募穴<br>八会穴の腑会 | 上腹部，前正中線上，臍中央の上方4寸 |

## 足厥陰之別＝絡脈

> 足厥陰之別．名曰蠡溝．去内踝五寸．別走少陽．其別者．循脛上睾結于茎．
>
> （『霊枢』経脈第十）

【書き下し文】

足の厥陰の別は，名付けて蠡溝という。内踝を去ること五寸，別れて少陽に走る。其の別れたる者は，脛を循り，睾に上り，茎に結ぶ。

## 足厥陰之正＝経別，別行する正経

> 足厥陰之正．別跗上．上至毛際．合于少陽．與別俱行．此爲二合也．
>
> （『霊枢』経別第十一）

【書き下し文】

足の厥陰の正は，跗上に別れ[1]，上りて毛際に至り，少陽に合し，別と俱に行く[2]。此れ二合と為すなり。

【語意】

①別——「別」は分岐すること。

②別と俱に行く——この場合の別は足の少陽胆経の別行する正経の意味。

## 足厥陰之筋＝経筋

> 足厥陰之筋．起于大指之上．上結于内踝之前．上循脛．上結内輔之下．上循陰股．結于陰器．絡諸筋．
>
> （『霊枢』経筋第十三）

**【書き下し文】**

　足の厥陰の筋は，大指の上に起こり，上りて内踝の前に結び，上りて脛を循り，上りて内輔の下①に結び，上りて陰股②を循り，陰器③に結び，諸筋を絡う。

**【語意】**

①内輔の下——脛骨内側顆の下と解される。

②陰股——大腿内側。

③陰器——性器。

## その他の関連資料

### ● 『素問』熱論第三十一

> 厥陰脉．循陰器而絡於肝．

**【書き下し文】**

　厥陰の脈は陰器を循りて肝を絡う。

### ● 馬王堆帛書

『足臂十一脈灸経』

　足厥陰脈。循大指間，以上出胻内廉，上八寸，交泰陰脈，循股内，上入脞間。

『陰陽十一脈灸経』

　足厥陰脈，系于足大指叢毛之上，乗足跗上廉，去内踝一寸，上踝五寸，而出于太陰之後，上出魚股内廉，触少腹，大眥旁。

## ■ 肝経の循行についてのまとめ

Ⅰ．肝経の起止とその循行方向に関しては，馬王堆帛書と『霊枢』経脈篇では基本的に一致している。しかし，馬王堆帛書の記載はかなり簡略なものである。

Ⅱ．『霊枢』経脈篇，『霊枢』経別篇などにもとづくと，足厥陰肝経の循行は下記の通り。

①足厥陰肝経は足第1指の爪甲外の叢毛の辺縁に起こり，ここで足少陽胆経と接続している。

②叢毛のところから足背を上に行き，内果の前上方で内果から1寸離れたところを上に行き，脛骨内縁に沿って上る。内果の上方8寸のところで足太陰脾経と交差して，同経の後面に至る。

③膝窩内側を上に行き，大腿内側を進み，外陰部の陰毛の中に進入する。

④生殖器を繞り，上って小腹（下腹部中央）部に入り，胃の両側を挟んで上腹部を上行し，本経の臓（肝）に分布し，本経の表裏にある腑（胆）に連系する。

⑤肝経には2支がある。1支は膈（横隔膜）を通過して，肺に分布する。

⑥もう1支は膈（横隔膜）を通過して，両側の脇肋部に分布する。

⑦肝経の主幹線は食道に沿って上行し，喉嚨（喉）の後ろ側を経て上行し，頏顙（喉嚨の上竅）を経て，眼球の後ろに到り，目系（目と脳を結ぶ脈絡。具体的には眼球の後の大血管や視神経などを指す）に分布する。

⑧目系で両支脈に分かれる。その第1支は，目系から前額に出て，頭頂に上行して，督脈と会合する。第2支は，目系から分かれ出て，下に向かって両頬の内側面を進み，口唇の内を環状に繞る。

⑨足厥陰肝経の別行支は，足背部から本経と分かれ，本経と並行に進み，上って外陰部に至り，足少陽胆経の別行する正経と会合し，同経と並行して上行する。

⑩絡脈は内踝の上5寸の蠡溝穴から2支，分かれ出ている。第1支は脛骨と腓骨の間を通過して，表裏経の足少陽胆経と連系している。第2支は脛骨に沿って上行し，陰毛のところに至り，男子は睾丸と陰茎に分布し，女子は外陰部に分布して，肝経と生殖器を結ぶ主要な絡脈となっている。

# 任脈の循行

> 任脉者．起於中極之下．以上毛際．循腹裏．上關元．至咽喉．上頤．
> 循面入目．
>
> 　　　　　　　　　　　　　　　　　　　　　　　（『素問』骨空論第六十）

## 【書き下し文】

　任脈なる者は，中極①の下に起こり，以て毛際を上り，腹裏を循り，関元②に上り，咽喉に至り，頤③に上り，面を循り，目に入る。

## 【語意】

①中極——臍下４寸の中極穴。
②関元——臍下３寸の関元穴。
③頤——おとがい。下顎の中央。

## 張介賓『類経』

　任脉者．起於中極之下．以上毛際．循腹裏．上關元．至咽喉．上頤．循面入目．
　以下任衝督脉，皆奇経也。中極，任脉穴名，在曲骨上一寸。中極之下，即胞宮之所。任衝督三脉皆起於胞宮，而出於会陰之間。任由会陰而行於腹，督由会陰而行於背，衝由会陰出並少陰而散於胸中，故此自毛際行腹裏関元上至咽喉面目者，皆任脉之道也。

## 【現代語訳】

　以下，任衝督脈は皆，奇経である。中極穴は任脈穴であり，曲骨穴の上１寸にある。中極穴の奥はすなわち胞宮の所在するところである。任衝督の３脈は，皆，胞宮より起こり，しかも会陰の間に出る。任脈は会陰から腹部を行き，督脈は会陰から背部を行く。衝脈は会陰から出て，足少陰経に並び，胸中に散ずる。したがって陰毛の際から腹裏を通って関元穴を行き，咽喉，面目に上り至るのは，任脈の道である。

『類経』（張介賓）「経絡類・二十七，任衝督脈為病」任脈部分に記された経穴の所属経脈，要穴，位置

| 経穴名 | 所属 | 要穴名 | 位置 |
|---|---|---|---|
| 中極 | 任脈 | 膀胱募穴 | 下腹部，前正中線上，臍中央の下方 4 寸 |
| 曲骨 | 任脈 | | 下腹部，前正中線上，恥骨結合上縁 |
| 会陰 | 任脈 | | 会陰部，男性は陰嚢根部と肛門を結ぶ線の中点，女性は後陰唇交連と肛門を結ぶ線の中点 |
| 関元 | 任脈 | 小腸募穴 | 下腹部，前正中線上，臍中央の下方 3 寸 |

## 任脈之別＝絡脈

任脉之別．名曰尾翳．下鳩尾．散于腹．

（『霊枢』経脈第十）

### 【書き下し文】

任脈の別は，名付けて尾翳①と曰う。鳩尾を下り，腹に散ず。

### 【語意】

①尾翳——会陰穴とする説と鳩尾穴とする説がある。多数は鳩尾穴と考えている。

## その他の関連資料

### ● 『素問』気府論第五十九

任脉之氣所發者．二十八穴．喉中央二．膺中骨陷中各一．鳩尾下三寸，胃脘五寸，胃脘以下至横骨．六寸半一．腹脉法也．下陰別一．目下各一．下唇一．斷交一．

### 【書き下し文】

任脈の気の発する所の者，二十八穴。喉の中央　二①，膺中の骨陥の中　各おの一②，鳩尾の下三寸，胃脘五寸，胃脘以下横骨に至る六寸半　一③，腹脈の法なり④。陰別を下る　一⑤，目の下　各おの　一，唇を下る　一，齗交　一。

### 【語意】

①喉の中央　二——廉泉，天突の 2 穴。

②膺中の骨陥の中　各おの　一——『素問直解』（清代・高士宗）の説「膺中とは胸の中央線のこと。骨の陥みの中に旋璣，華蓋，紫宮，玉堂，膻中，中庭が各おの 1 穴，全部で 6

102　主篇

穴である」

③鳩尾の下三寸，胃脘五寸，胃脘以下横骨に至る六寸半 ——鳩尾の下3寸は上脘穴で，
上脘穴から臍中までが5寸，臍中から横骨の毛際までが6寸半で，毎寸ごとに1穴あり，
全部で14穴となる。

④腹脈の法なり——これが腹部の取穴法である。

⑤陰別を下る ——『類経』（張介賓）の説「曲骨の下から，両陰の間を別絡の形で結ぶ
ものは，衝脈と督脈との会合部であるので，陰別という。一は会陰穴のことである。

## ● 『霊枢』五音五味第六十五

> 衝脉任脉．皆起於胞中．上循背裏．爲經絡之海．其浮而外者．循腹右
> 上行．會於咽喉．別而絡唇口．

【書き下し文】

衝脈，任脈は皆，胞中に起こり，上りて背裏を循り，経絡の海と為る。其の浮きて外なる
者は，腹右を循り①て上行し，咽喉に会し，別れて唇口に絡う。

【語意】

①腹右を循り——『鍼灸甲乙経』では「循腹」として，右の字がない。

## ● 『霊枢』本腧第二

> 缺盆之中．任脉也．名曰天突．
> 一次任脉側之動脉．足陽明也．名曰人迎．

【書き下し文】

缺盆の中（中央）は，任脈なり。名付けて天突と曰う。一次の任脈の側の動脈は，足陽明
なり。名付けて人迎と曰う。

## ● 『難経』二十八難

> 任脉者．起於中極之下．以上毛際．循腹裏．上關元．至咽喉．

【書き下し文】

任脈は中極の下に起こり，以て毛際に上り，腹裏に循いて関元に上り，咽喉に至る。

任脈の循行　103

## ● 『銅人腧穴鍼灸図経』巻上

> 任脈者．起於中極之下．以上毛際．循腹裏．上關元．至咽喉．
> 属陰脈之海也．

### 【書き下し文】

任脈は中極の下に起こり，以て毛際に上り，腹裏に循いて関元に上り，咽喉に至る。陰脈の海①に属すなり。

### 【語意】

①陰脈の海——任脈は足三陰経と中極，関元穴のところで交会し，身体上部では手三陰経とも関連する。


## ● 『奇経八脈考』任脈

> 任為陰脈之海，其脈起於中極之下，少腹之内，会陰之分（在両陰之間），上行而外出，循曲骨（横骨上毛際陥中），上毛際，至中極（臍下四寸，膀胱之募），同足厥陰，太陰，少陰並行腹裏，循関元（臍下三寸，小腸之募，三陰任脈之会），歴石門（即丹田，一名命門，在臍下二寸，三焦募也），気海（臍下一寸半宛宛中，男子生気之海），会足少陽，衝脈於陰交（臍下一寸，当膀胱上口，三焦之募）。循神闕（臍中央），水分（臍上一寸，当小腸下口），会足太陰於下脘（臍上二寸，当胃下口），歴建里（臍上三寸），会手太陽，少陽，足陽明於中脘（臍上四寸，胃之募也），上上脘（臍上五寸），巨闕（鳩尾下一寸，心之募也），鳩尾（蔽骨下五分），中庭（膻中下一寸六分陥中），膻中（玉堂下一寸六分，直両乳中間），玉堂（紫宮下一寸六分），紫宮（華蓋下一寸六分），華蓋（璇璣下一寸），璇璣（天突下一寸），上喉嚨，会陰維於天突，廉泉（天突在結喉下四寸宛宛中，廉泉在結喉上，舌下，中央）。上頤，循承漿，與手足陽明，督脈会（唇下陥中）。環唇上，至下齦交，復出分行，循面，繫両目下之中央，至承泣而終（目下七分，直瞳子陥中，二穴）。凡二十七穴。難経，甲乙経，並無循面以下之說。
>
> 任脈之別絡，名曰尾翳。下鳩尾，散於腹。

### 【書き下し文】

任は陰脈の海為り。其の脈は中極の下，少腹の内，会陰の分（両陰の間に在り）より起こ

り，上行して外に出で，曲骨（横骨の上の毛際の陥中）を循り，毛際を上り，中極（臍下四寸，膀胱の募）に至り，足厥陰，太陰，少陰と同に腹裏を並行し，関元（臍下三寸，小腸の募，三陰と任脈の会）を循り，石門（すなわち丹田，一名命門，臍下二寸に在り，三焦の募なり），気海（臍下一寸半の宛宛たる中，男子生気の海）を歴て，足の少陽，衝脈と陰交（臍下一寸，膀胱の上口に当たる，三焦の募）に会す①。神闕（臍中央），水分（臍上一寸，小腸の下口に当たる）を循り，足の太陰と下脘（臍上二寸，胃の下口に当たる）に会し，建里（臍上三寸）を歴て，手の太陽，少陽，足の陽明と中脘（臍上四寸，胃の募なり）に会す。上脘（臍上五寸），巨闕（鳩尾下一寸，心の募なり），鳩尾（蔽骨の下五分），中庭（膻中の下一寸六分の陥中），膻中（玉堂の下一寸六分，両乳の中間に直たる），玉堂（紫宮の下一寸六分），紫宮（華蓋の下一寸六分），華蓋（璇璣の下一寸），璇璣（天突の下一寸）を上り，喉嚨に上りて，陰維と天突，廉泉（天突は結喉の下四寸の宛宛たる中に在り，廉泉は結喉の上，舌下の中央に在り）に会す。頤に上り，承漿を循り，手足の陽明，督脈と会す（唇下の陥中）。唇の上を環り，下りて齦交に至り，復，出で分行し，面を循り，両目の下の中央に繋がり，承泣に至りて終わる（目の下七分，瞳子に直たる陥中の二穴）。凡て二十七穴。『難経』『甲乙経』には並びに「面を循る」以下の説なし。

　任脈の別絡は，名付けて尾翳と曰う。鳩尾を下り，腹に散ず。

【語意】

①足の少陽，衝脈と陰交に会す――王羅珍校注『奇経八脈考校注』（邦訳は『現代語訳　奇経八脈考』）では，「会足少陰，衝脈於陰交」とする。

---

### ■ 任脈の循行についてのまとめ

①任脈の循行は『黄帝内経』が初出。

②『黄帝内経』によると，任脈は胞中に起こり，両支に分かれる。

③第1支は背行支で，胞中から始まり，脊柱の裏面に沿って，胸椎部まで上行し，「経絡の海」である。

④第2支は腹行支で，会陰部から陰毛の叢生部を上行し，腹壁の深部に沿い，関元穴を経て上行し，腹胸部正中線を循って上り，咽喉に至り，下顎部で口唇に分布し，道が2つに分かれて口角を繞り，両目に至る。

⑤絡脈は胸骨剣状突起下の任脈穴尾翳（鳩尾穴）に起こり，尾翳から下行して，腹部に分散する。

# 督脈の循行

督脉者．起於少腹．以下骨中央．女子入繋廷孔．其孔．溺孔之端也．
其絡循陰器．合篡間．繞篡後．別繞臀．至少陰．與巨陽中絡者合少陰上
股内後廉．貫脊屬腎．與太陽起於目内眥．上額交巓上．入絡脳還出別下
項．循肩髆内．俠脊抵腰中．入循膂絡腎．
其男子循莖．下至篡．與女子等．
其少腹直上者．貫齊中央．上貫心入喉．上頤環脣．上繋兩目之下中央．

（『素問』骨空論第六十）

## 【書き下し文】

督脈なる者は，少腹①に起きて，以て骨中央に下る。女子は入りて廷孔に繋ぐ②。其の孔，溺孔の端なり。其の絡　陰器を循り，篡間③に合し，篡後を続い，別れて臀を繞う④。少陰に至りて，巨陽中の絡なる者とともに少陰に合し，股内後廉を上り，脊を貫き⑤腎に属す。太陽とともに目の内眥に起こり，額を上りて巓上に交わり⑥，入りて脳に絡い，還り出でて別れて項に下り，肩髆⑦の内を循り，脊を俠みて腰中に抵り，入りて膂⑧を循り，腎に絡う。

其の男子は茎を循って下り篡に至り，女子と等し。

其の少腹より直上する者は，斉の中央を貫き，上りて心を貫き喉に入る。頤⑨を上りて唇を環り，上りて両目の下中央に繋ぐ

## 【語意】

①少腹——この場合は下腹部正中のこと。胞宮がその奥にある。

②入りて廷孔に繋ぐ——経脈が外側から内側に入ること。廷孔は尿道口。

③篡間——会陰部。

④別れて臀を繞う——「別れる」とは，経絡が分岐してめぐること。

⑤脊を貫き——経絡がある1つの組織を穿って通ることを，貫くという。

⑥巓上に交わり——「交わる」とは経絡が互いに交差して通過すること。

⑦肩髆 —— 肩甲骨。

⑧膂 ——脊柱両側の筋肉。

⑨頤——おとがい。下顎の中央。

## 張介賓 『類経』

督脉者．起於少腹．以下骨中央．女子入繋廷孔．

此下皆言督脉也。少腹，小腹也，胞宮之所居。骨中央，横骨下近外之中央也。廷，正也，直也。廷孔，言正中之直孔，即溺孔也。

【現代語訳】

これより下はすべて，督脈について言う。少腹とは小腹（下腹部正中）のことで，胞宮の存在するところである。骨の中央とは横骨の下で外に近い中央のことである。廷とは正であり，直である意味である。廷孔とは正中の直孔，すなわち溺孔（尿道口）を言ったものである。

其孔．溺孔之端也．

此釈廷孔即溺孔之義。女人溺孔，在前陰中横骨之下。孔之上際謂之端，乃督脉外起之所。此雖以女子為言，然男子溺孔亦在横骨下中央，第為宗筋所函，故不見耳。

【現代語訳】

ここで廷孔とは溺孔（尿道口）であることの意味を説明する。女性の溺孔は，前陰の中で，横骨の下にある。孔の上際を端といい，すなわち督脈が外に起こるところである。これは女性についていったことである。男性の溺孔もまた横骨の下の中央にあるが，ただ，宗筋（陰茎）に函まれるところであって，見えないだけである。

其絡循陰器．合簒間．繞簒後．

督脉別絡，自溺孔之端，循陰器分行向後，復合于簒間，乃又自簒間分而為二，繞行于簒之後。簒，交簒之義，謂両便争行之所，即前後二陰之間也。

【現代語訳】

督脈の別絡は溺孔の端より，陰器を循り，分行して後ろに向かい，復た簒間に合する。さらに簒間より分かれて2本となり，簒の後ろを繞り行く。簒とは交簒（互いに奪い合う）という意味であり，大小便が争いを行うところ，すなわち前後二陰の間をいう。

別繞臀．至少陰．與巨陽中絡者合少陰上股内後廉．貫脊屬腎．

足少陰之脉，上股内後廉。足太陽之脉，外行者過髀枢，中行者挟脊貫臀。故此督脉之別絡，自簒後繞臀，至股内後廉少陰之分，與巨陽中絡者，合少陰之脉并行，而貫脊屬腎也。

【現代語訳】

足少陰脈は股（大腿）の内後廉を上る。足太陽脈で外を行く脈は髀枢（股関節部，環跳穴）

督脈の循行　107

を過ぎ，中を行く脈は脊を挟んで臀部を貫く。故にこの督脈の別絡は，篡の後ろより臀部を循り，股内後廉の少陰の部分に至り，巨陽（足太陽経）中の絡と少陰の脈に合して，並行して脊を貫き腎に属す。

　　與太陽起於目内眥．上額交巓上．入絡腦還出別下項．循肩髆内．侠脊抵腰中．入循膂絡腎．
　此亦督脉之別絡，并足太陽之経上頭下項，侠脊抵腰中，復絡于腎。若其直行者，自尻上循脊裏上頭，由鼻而至于人中也。

【現代語訳】
　これもまた督脈の別絡であり，足太陽の経脈に並んで頭を上り，項に下る。脊を侠み，腰中に抵って，復た腎に絡す。その直行するものは，尻より上って脊裏を循り，頭に上り，鼻より人中（人中溝，水溝穴）に至る。

　　其男子循莖．下至篡．與女子等．
　莖，陰茎也。

【現代語訳】
　茎とは陰茎のことである。

　　其少腹直上者．貫齊中央．上貫心入喉．上頤環脣．上繋兩目之下中央．
　按此自少腹直上者，皆任脉之道，而本節列為督脉。五音五味篇曰：任脉衝脉皆起于胞中，上循背裏為経絡之海。然則前亦督也，後亦任也。故啓玄子引古経云：任脉循背謂之督脉，自少腹直上者謂之任脉，亦謂之督脉。由此言之，則是以背腹分陰陽而言任督，若三脉者，則名雖異而体則一耳，故曰任脉衝脉督脉，一源而三岐也。

【現代語訳】
　思うに，この少腹より直上するものは，皆，任脈の道であるが，本節では督脈に列している。『霊枢』（五音五味）篇では「任脈と衝脈は皆，胞中に起こり，上って脊裏を循り，経絡の海となす」と記されている。然るならば，前もまた督脈であり，後ろもまた任脈である。したがって啓玄子（王冰）は『古経』を引いて「任脈で背を循るものを督脈といい，少腹より直上するものを任脈といい，また督脈ともいう」と言っている。これにもとづいていえば，背と腹を以て陰陽を分け，任督といっているのであり，若くのごとく3脈では，名は異なるといえども，体は1つだけである。故に任脈，衝脈，督脈は一源にして三岐すると曰うのである。

『類経』（張介賓）「経絡類・二十七，任衝督脈為病」督脈部分に記された経穴の所属経脈，要穴，位置

| 経穴名 | 所属 | 要穴名 | 位置 |
|---|---|---|---|
| 人中<br>（じんちゅう） | 督脈 | | 人中溝もしくは水溝穴の別名　水溝穴は顔面部，人中溝の中央 |

## 督脈之別＝絡脈

　　督脉之別．名曰長強．挾膂上項．散頭上．下當肩胛左右．別走太陽．入貫膂．

（『霊枢』経脈第十）

【書き下し文】

　督脈の別は，名付けて長強と曰う。膂を挟みて項に上り，頭上に散じ，下りて肩胛の左右に当り，別れて太陽に走り，入りて膂①を貫く。

【語意】

①膂（りょ）——脊柱両側の筋肉。

## その他の関連資料

### ● 『素問』気府論第五十九

　　督脉氣所發者．二十八穴．
項中央二．
髮際後中八．
面中三．
大椎以下．至尻尾．及傍．十五穴．
至骶下．凡二十一節．脊椎法也．

【書き下し文】

　督脈の気の発する所の者，二十八穴。項の中央　二①，髪際の後ろの中　八②，面の中　三③，大椎以下尻尾に至り傍らに及ぶ　十五穴④。骶下に至る凡て二十一節⑤，脊椎の法なり。

【語意】

①項の中央　二——風府，瘂門の2穴。

②髪際の後ろの中　八——『類経』（明代・張介賓）の説「髪際の前部から後部にかけて，その中央を行くかたちで全部で8穴である。神庭，上星，顖会，前頂，百会，後頂，強間，

督脈の循行　109

脳戸をいう」。

③面の中　三──『素問直解』（清代・高士宗）の説「顔の中央で，鼻から唇に至る間の素髎，水溝，兌端の３穴がある」。また素髎，水溝，齦交とする説もある。

④大椎以下尻尾に至り傍らに及ぶ　十五穴──『類経』（明代・張介賓）の説「大椎，陶道，身柱，神道，霊台，至陽，筋縮，中枢，脊中，懸枢，命門，陽関，腰兪，長強，会陽をいう。この内で会陽の２穴は足太陽経に属し，尾骶の両傍にあるので，傍らに及ぶといっている。全部で（実際は）16穴である」。

⑤骶下に至る凡て二十一節──『類経』（明代・張介賓）の説「これは項骨を除いていっており，もし項骨三節を含めれば，全部で24節になる」。

● 『難経』二十八難

> 督脉者．起於下極之俞．並於脊裏．上至風府．入屬於脳．

【書き下し文】
　督脈は下極の兪①に起こり，脊裏に並び上りて風府②に至り，入りて脳に属す。

【語意】
①下極の兪──体幹の最も下の兪穴，すなわち「会陰穴」。
②風府──風府穴。

● 『銅人腧穴鍼灸図経』巻上

> 督脉者．起於下極之腧．並於脊裏．上至風府．入脳上巓．循額至鼻柱．
> 属陽脉之海也．

【書き下し文】
　督脈は下極の腧に起こり，脊裏に並び，上りて風府に至り，脳に入り，巓に上り，額を循り，鼻柱に至る。陽脈の海①に属すなり。

【語意】
①陽脈の海──督脈は手足の三陽経と大椎穴で交会する。

● 『奇経八脈考』督脈

> 督乃陽脉之海，其脈起於腎下胞中，至於少腹，乃下行於腰，横骨囲之
> 中央，繋溺孔之端，男子循茎下至篡。女子絡陰器，合篡間。俱繞篡後屏
> 翳穴（前陰後陰之間也），別繞臀至少陰，與太陽中絡者合。少陰上股内廉，

110　主篇

由会陽（在陰尾尻骨両旁，凡二穴）貫脊，会於長強穴，在骶骨端與少陰会，並脊裏上行。

　歷腰兪（二十一椎下），陽関（十六椎下），命門（十四椎下），懸枢（十三椎下），脊中（十一椎下），中枢（十椎下），筋縮（九椎下），至陽（七椎下），霊台（六椎下），神道（五椎下），身柱（三椎下），陶道（大椎下），大椎（一椎下），與手足三陽会合。上瘂門（項後入髮際五分），会陽維，入繋舌本。上至風府（項後入髮際一寸，大筋内，宛宛中），会足太陽，陽維同入脳中。循脳戸（在枕骨上），強間（百会後三寸），後頂（百会後一寸半），上巓，歷百会（頂中央旋毛中），前頂（百会前一寸半），顖会（百会前三寸，即顖門），上星（顖会前一寸），至神庭（顖会前二寸，直鼻上，入髮際五分），為足太陽，督脈之会。循額中至鼻柱，経素髎（鼻準頭也），水溝（即人中），会手足陽明。至兌端（在唇上端），入齦交（上歯縫中），與任脈，足陽明交会而終。凡三十一穴。

　督脈別絡，自長強走任脈者，由小腹直上，貫臍中央，上貫心，入喉，上頤，環唇，上繋両目之下中央，会太陽於目内眥睛明穴（見陰蹻下），上額，與足厥陰同会於巓，入絡於脳，又別自脳下項，循肩胛，與手足太陽，少陽会於大杼（第一椎下両旁，去脊中一寸五分陥中），内挟脊抵腰中，入循膂絡腎。

## 【書き下し文】

　督は乃ち陽脈の海なり。其の脈は腎の下の胞中に起こり，少腹に至り，乃ち下りて腰の横骨（かこみ）の囲（めぐ）の中央を行り，溺孔（にょう）の端に繋（かか）る。男子は茎の下を循（めぐ）り，篡（さん）に至る。女子は陰器を絡（まと）って篡間に合す。俱に篡後の屏翳穴（へいえい）（前陰と後陰の間なり）を繞（とも）り，別れて臀を繞り少陰に至り，太陽の中絡の者と合す。少陰は股の内廉を上り，会陽（陰尾の尻骨の両旁（こう）に在り，凡て二穴）より脊を貫き，長強穴に会し，骶骨の端に在りて少陰と会し，脊裏に並びて上行す。

　腰兪（二十一椎下），陽関（十六椎下），命門（十四椎下），懸枢（十三椎下），脊中（十一椎下），中枢（十椎下），筋縮（九椎下），至陽（七椎下），霊台（六椎下），神道（五椎下），身柱（三椎下），陶道（大椎下），大椎（一椎下）を歷（へ）て，手足の三陽と会合す。瘂門（項後の髮際を入ること五分）に上り，陽維と会し，入りて舌本に繋がり，上りて風府（項後の髮際を入ること一寸，大筋の内の宛宛たる中にあり）に至り，足太陽，陽維と会し，同（とも）に脳中に入る。脳戸（枕骨の上に在り），強間（百会の後三寸），後頂（百会の後一寸半）を循り，巓に上り，百会（頂中央の旋毛の中），前頂（百会の前一寸半），顖会（百会前三寸，即ち顖門）[①]，上星（顖会の前一寸）を歷て，神庭（顖会の前二寸，鼻上に直（あた）り，髮際を入ること五分）に至り，足太陽，督脈の会を為す。額の中を循り鼻柱に至り，素髎（鼻の準頭なり），水溝（即ち人中）

督脈の循行　111

を経て，手足の陽明と会す。兌端（唇の上端に在り）に至り，齦交（上歯の縫中）に入り，任脈，足陽明と交会して終る。凡て三十一穴。

督脈の別絡。長強より任脈に走る者は，小腹より直上し，臍の中央を貫き，上りて心を貫き，喉に入り，頤に上り，唇を環り，上りて両目の下の中央に繋がる。太陽と目内眥の睛明穴（陰蹻下に見ゆ）に会し，額に上り，足厥陰と同に巓に会し，入りて脳に絡う。又別れて脳より項に下り，肩胛を循り，手足の太陽，少陽と大杼（第一椎下の両旁，脊中を去る一寸五分の陥中）に会し，内に脊を挟み腰中に抵り，入りて膂を循り腎に絡う。

【語意】

① 「前頂（百会前一寸半），顖会（百会前三寸，即ち顖門）」——「前頂（百会前二寸半），顖会（百会前三寸，即顖門）」とする書（張紹棠味古斎本 1885 年刊）あり。また，王羅珍校注『奇経八脈考校注』（邦訳は『現代語訳 奇経八脈考』では，「前頂（百会前一寸半），顖会（百会前二寸，即顖門）」としている。

## ■ 督脈の循行についてのまとめ

①督脈の循行は『黄帝内経』が初出。

②督脈は『黄帝内経』『難経』ともに胞中に起こるとされる。これは任脈，衝脈と同じ。

③『黄帝内経』『難経』『鍼灸甲乙経』『銅人腧穴鍼灸図経』などを総合すると，督脈は4ルートの循行線からなる。

④第1支は胞中から始まり，恥骨中央の下に出て，外生殖器に分布する。女性は陰戸（膣口），男性は陰茎のところである。外陰部と肛門を繞り，さらに臀部を循行し，足少陰腎経と合併して腹部に入り，脊柱の腹側に沿って上行し，腎に分布する。

⑤第2支は胞中から始まり，背側に向い，脊柱正中の内面を上行して，頸部の風府穴に至り，項の後ろから脳に入り，合わせて巓頂に上ってから額部に下行し，鼻根部にいたる。後世では，この線を督脈の正行線とした。

⑥第3支は胞中から分かれ出て，腹胸部を行く。臍の中央を通り，膈（横隔膜）を上って心に絡う。喉嚨（喉頭と気管）を循り，下顎部を経て，口唇を繞り，顔面部を経て，上って両目の下に通じ，深く脳に入る。この循行線は任脈と同じである。

⑦第4支は内眼角から前額部を上って巓頂に交わり，深く脳に入る。その直行する経脈は，項の後ろから肩甲骨内側縁を循り，脊柱両側に沿って下行し，腰部に至って腎に入る。この線は膀胱経との合併線である。

⑧絡脈は後陰部の長強穴から分かれ出て，背部の脊柱両傍から上行して，項部に至り，頭上に散じ，再び下に向かって肩甲部の左右の部位を下行し，足太陽膀胱経に入り，深く入って脊柱両傍の筋肉を貫き穿ち，背部と広範な連系をもっている。

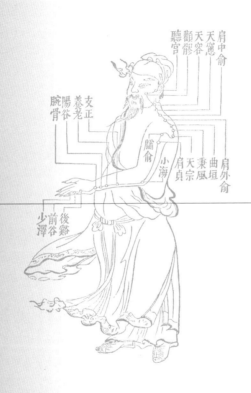

# 付篇

(参考資料)

資料1

# 経絡系統一覧

内は臓腑に属し，外は肢節に連なる

- 経絡
  - 経脈
    - 十二経脈
      - 手の三陰経
        - 手の太陰肺経
        - 手の厥陰心包経
        - 手の少陰心経
      - 手の三陽経
        - 手の陽明大腸経
        - 手の少陽三焦経
        - 手の太陽小腸経
      - 足の三陰経
        - 足の太陰脾経
        - 足の厥陰肝経
        - 足の少陰腎経
      - 足の三陽経
        - 足の陽明胃経
        - 足の少陽胆経
        - 足の太陽膀胱経
    - 十二経別 ── 経脈から分出し，また経脈に合流する経脈
    - 十二経筋 ── 十二経に連なる表層組織で，臓腑に入らない
    - 十二皮部 ── 皮膚部分の経絡分区
    - 奇経八脈 ── 別の道を進む経脈の分支
  - 絡脈
    - 十五（六）絡脈 ── 十二経脈の絡脈・任脈の絡・督脈の絡・脾の大絡・胃の大絡
    - 孫絡 ── 絡脈の細小な分支
    - 浮絡 ── 体表に浮き出ている絡脈

115

資料2
# 十四経脈循行図

● 手の太陰肺経

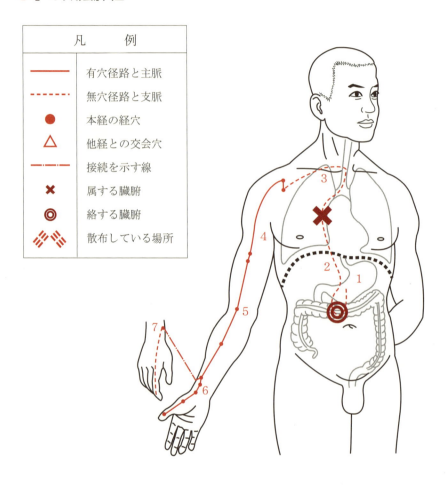

手の太陰肺経の分布図

『霊枢』経脈篇より。肺ハ手ノ太陰ノ脈ニシテ，1．中焦ヨリ起シ，下リテ大腸ニ絡ス。2．還リテ胃口ヲ循リ，膈ニ上リテ肺ニ属ス。3．肺系ヨリ横ニ，腋ノ下ニ出デ，4．下リテ臑内ヲ循リ，少陰，心主ノ前ヲ行キ，5．肘中ニ下リ，臂内ヲ循リテ骨下廉ニ上リ，寸口ニ入ル。6．魚ニ上リ，魚際ヲ循リ，大指ノ端ニ出ヅ。7．ソノ支ナルハ，腕ノ後ヨリ直ニ次指内廉ニ出デ，ソノ端ニ出ヅ。

## ●手の陽明大腸経

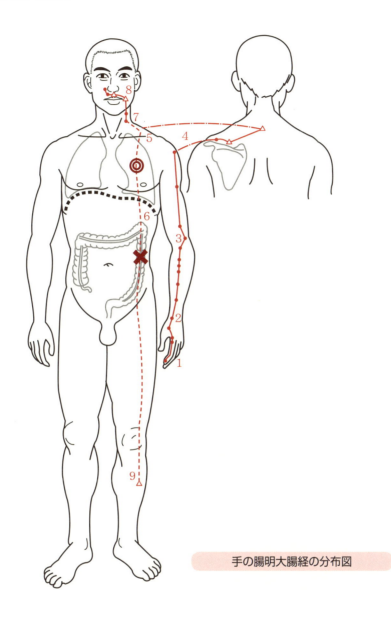

**手の腸明大腸経の分布図**

『霊枢』経脈篇より。大腸ハ手ノ陽明ノ脈ニシテ，1.大指ノ次ノ指ノ端ヨリ起シ，指ノ上廉ヲ循リ，合谷ノ両骨ノ間ニ出デ，2.上リテ両筋ノ中ニ入リ，臂上廉ヲ循ル。3.肘外廉ニ入リ，臑外前廉ニ上リ，4.肩ニ上リ，髃骨ノ前廉ニ出デ，上リテ柱骨ノ会ノ上ニ出デ，5.下リテ欠盆ニ入リ，肺ニ絡ス。6.膈ニ下リ，大腸ニ属ス。7.ソノ支ナルハ，欠盆ヨリ頸ニ上リ，頬ヲ貫キ，下歯ノ中ニ入ル。8.還リテ出デテロヲ挾ミ，人中ニ交ワル――左ハ右ニ之キ，右ハ左ニ之キ――上リテ鼻孔ヲ挾ム。『霊枢』邪気蔵府病形篇より。9.大腸ハ合シテ巨虚上廉ニ入ル。

### ●足の陽明胃経

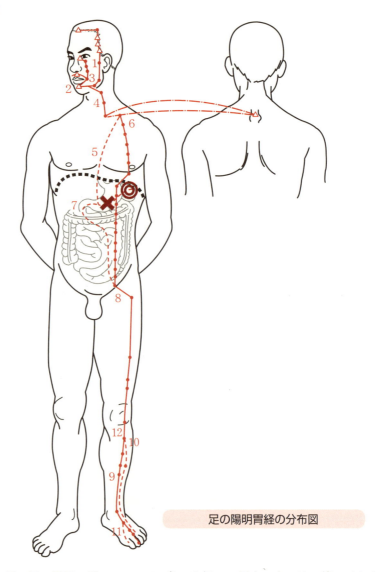

**足の陽明胃経の分布図**

『霊枢』経脈篇より。胃ハ足ノ陽明ノ脈ニシテ，1.鼻ヨリ起シ，頞中ニ交ワリ，傍ニイキ大腸ノ脈ニ約シ，下リテ鼻外ヲ循リ，上歯ノ中ニ入ル。2.還リ出デ，口ヲ挾ミ，唇ヲ環リ，下リテ承漿ニテ交ワル。3.却キテ頤ノ後下廉ヲ循リ，大迎ニ出デ，頬車ヲ循リ，耳ノ前ヲ上リテ，客主人ヲ過ギ，髪ノ際ヲ循リ，額顱ニ至ル。4.ソノ支ナルハ，大迎ノ前ヨリ人迎ニ下リ，喉嚨ヲ循リ，欠盆ニ入ル。5.膈ニ下リ，胃ニ属シ，脾ニ絡ス。6.ソノ直ナルハ，欠盆ヨリ乳ノ内廉ヲ下リ，下リテ臍ヲ挾ミテ，気街ノ中ニ入ル。7.ソノ支ナルハ，胃口ヨリ起シ，下リテ腹裏ヲ循リ，下リテ気街ノ中ニ至リテ合ス。8.以テ，髀関ニ下リ，伏兎ニ抵リ，膝臏ノ中ニ下ル。9.下リテ脛ノ外廉ヲ循リ，足跗ニ下リ，中趾ノ内間ニ入ル。10.ソノ支ナルハ，膝ヲ下ルコト三寸ニシテ別レ，下リテ中趾ノ外間ニ入ル。11.ソノ支ナルハ，跗ノ上ヨリ別レ，大指ノ間ニ入リ，ソノ端ニ出ヅ。『霊枢』邪気蔵府病形篇より。12.胃ハ三里ニテ合ス。

## ● 足の太陰脾経

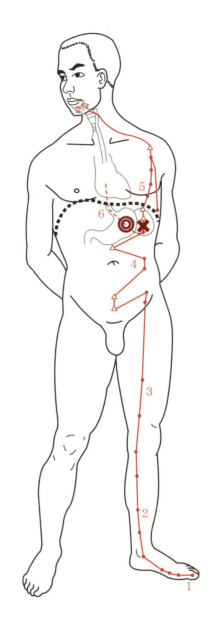

足の太陰脾経の分布図

『霊枢』経脈篇より。脾ハ足ノ太陰ノ脈ニシテ，1.大指ノ端ヨリ起シ，指ノ内側ノ白肉際ヲ循リ，核骨ノ後ヲ過ギ，内踝ノ前廉ニ上ル。2.腨内ヲ上リ，脛骨ノ後ヲ循リ，厥陰ノ前ニ交ワリ出デ，3.膝ヨリ股内ノ前廉ヲ上リ，4.腹ニ入リ，脾ニ属シ，胃ニ絡ス。5.膈ヲ上リ，咽ヲ挾ミ，舌本ニ連ナリ，舌下ニ散ル。6.ソノ支ナルハ，復タ胃ヨリ別レテ，膈ヲ上リ，心中ニ注グ。

## ●手の少陰心経

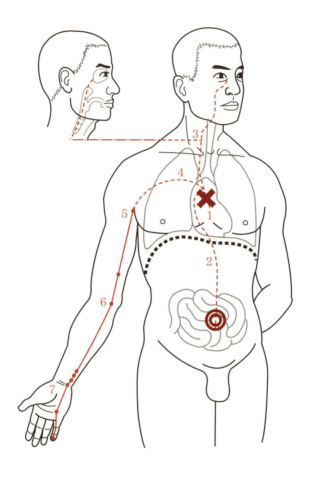

手の少陰心経の分布図

『霊枢』経脈篇より。心ハ手ノ少陰ノ脈ニシテ，1．心中ヨリ起シ，出デテ心系ニ属ス。2．膈ヲ下リ，小腸ニ絡ス。3．ソノ支ナルハ，心系ヨリ上リテ咽ヲ挾ミ，目系ニ繋ル。4．ソノ直ナルハ，復タ心系ヨリ却キテ肺ニ上リ，下リテ腋ノ下ニ出デ，5．下リテ臑内後廉ヲ循リ，太陰，心主ノ後ヲ行キ，6．肘内ヲ下リテ，臂内後廉ヲ循リ，掌ノ後ノ鋭骨ノ端ニ抵リ，7．掌ノ内後廉ニ入リ，小指ノ内ヲ循リ，ソノ端ニ出ヅ。

## ● 手の太陽小腸経

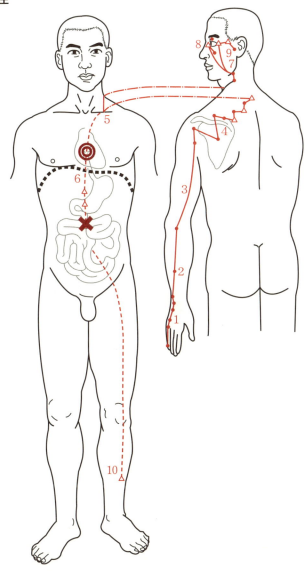

手の太陽小腸経の分布図

『霊枢』経脈篇より。小腸ハ手ノ太陽ノ脈ニシテ，1.小指ノ端ヨリ起シ，手ノ外側ヲ循リ，腕ニ上リ，踝中ニ出デ，2.直上シテ臂骨下廉ヲ循リ，肘ノ内側ノ両骨（原文は筋となっているが，ここでは『太素』に従う）ノ間ニ出デ，3.上リテ臑外後廉ヲ循リ，4.肩解ニ出デ，肩胛ヲ繞リ，肩上ニテ交ワル。5.欠盆ニ入リ，心ニ絡ス。6.咽ヲ循リ，膈ヲ下リ，胃ニ抵リ，小腸ニ属ス。7.ソノ支ナルハ，欠盆ヨリ頸ヲ循リ，頬ニ上リ，目ノ鋭眥ニ至リ，却キテ耳中ニ入ル。8.ソノ支ナルハ，頬ヨリ別レテ䪼ヲ上リ，鼻ニ抵リ，目ノ内眥ニ至ル。9.斜ニ顴ニイキ絡ス。『霊枢』邪気蔵府病形篇より。10.小腸ハ合シテ巨虚下廉ニ入ル。

## ●足の太陽膀胱経

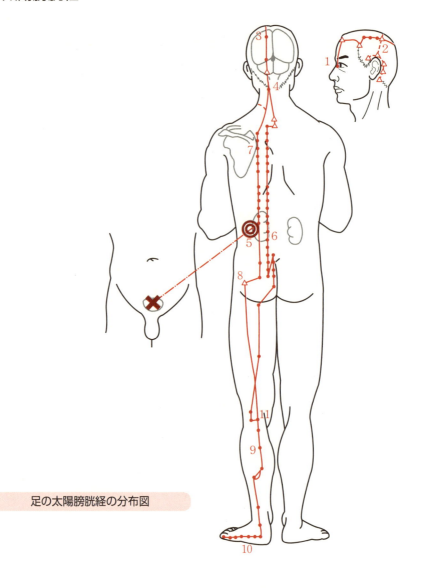

足の太陽膀胱経の分布図

『霊枢』経脈篇より。膀胱ハ足ノ太陽ノ脈ニシテ，1.目ノ内眥ヨリ起シ，額ニ上リ，巓ニテ交ワル。2.ソノ支ナルハ，巓ヨリ耳ノ上角ニ至ル。3.ソノ直ナルハ，巓ヨリ入リテ脳ニ絡ス。4.還リテ出デ，別レテ項ヲ下リ，肩髆ノ内ヲ循リ，脊ヲ挾ミテ腰中ニ抵ル。5.入リテ膂ヲ循リ，腎ニ絡シ，膀胱ニ属ス。6.ソノ支ナルハ，腰中ヨリ下リテ脊ヲ挾ミ，臀ヲ貫キテ膕中ニ入ル。7.ソノ支ナルハ，髆ノ内ヨリ左右ニ別レテ下リ，胛ヲ貫キ，脊内ヲ挾ミ，8.髀枢ヲ過ギ，髀外ヲ循リ，後廉ヨリ下リテ膕中ニ合ス。9.以テ，下リテ踹内ヲ貫キ外踝ノ後ニ出ヅ。10.京骨ヲ循リ小指外側ニ至ル。『霊枢』邪気蔵府病形篇より。11.膀胱ハ合シテ委中ノ央ニ入ル。

## ●足の少陰腎経

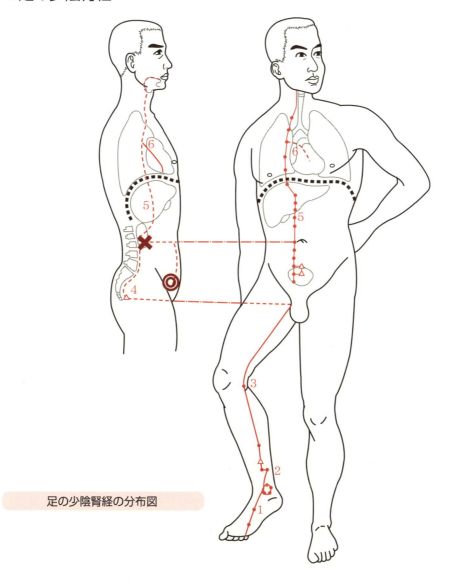

足の少陰腎経の分布図

『霊枢』経脈篇より。腎ハ足ノ少陰ノ脈ニシテ，1.小趾ノ下ヨリ起シ，足心ヘ邪走シ，然谷ノ下ニ出ヅ。2.内踝ノ後ヲ循リ，別レテ跟中ニ入リ，以テ腨内ニ上リ，3.膕内廉ニ出デ，股内後廉ヲ上リ，4.脊ヲ貫キ，腎ニ属シ，膀胱ニ絡ス。5.ソノ直ナルハ，腎ヨリ上リテ，肝，膈ヲ貫キ，肺中ニ入リ，喉嚨ヲ循リ，舌本ヲ挾ム。6.ソノ支ナルハ，肺ヨリ出デ，心ニ絡シ，胸中ニ注グ。

## ●手の厥陰心包経

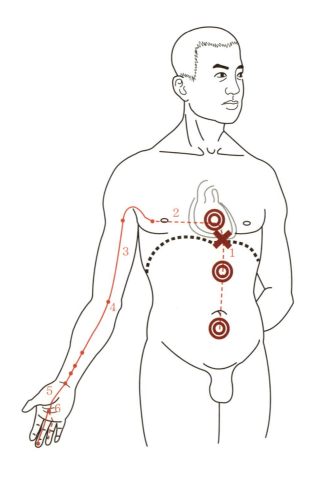

**手の厥陰心包経の分布図**

『霊枢』経脈篇より。心主ハ手ノ厥陰心包絡ノ脈ニシテ，1.胸中ヨリ起シ，出デテ心包絡ニ属シ，膈ヲ下リ，歴シテ三焦ニ絡ス。2.ソノ支ナルハ，胸ヲ循リ脇ニ出デ，腋ヲ下ルコト三寸ニシテ上リテ腋下ニ抵リ，3.臑内ヲ循リ，太陰ト少陰ノ間ヲ行キ，4.肘中ニ入リ，臂ヲ下リ，両筋ノ間ヲ行ク。5.掌中ニ入リ，中指ヲ循リ，ソノ端ニ出ヅ。6.ソノ支ナルハ，掌中ニテ別レ，小指ノ次ノ指ヲ循リソノ端ニ出ヅ。

## ●手の少陽三焦経

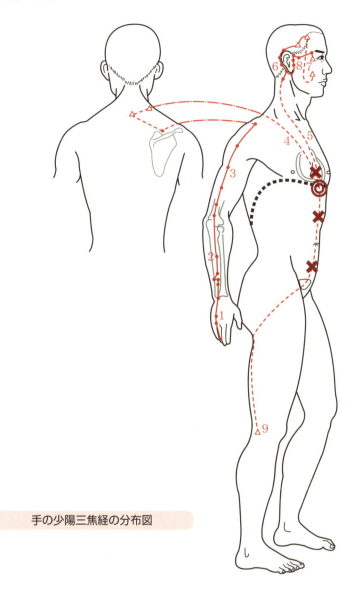

手の少陽三焦経の分布図

『霊枢』「経脈」篇より。三焦ハ手ノ少陽ノ脈ニシテ，1.小指ノ次ノ指ノ端ヨリ起シ，上リテ両指ノ間ニ出デ，手表ノ腕ヲ循リ，2.臂外ノ両骨ノ間ニ出デ，上リテ肘ヲ貫キ，3.臑外ヲ循リ肩ニ上リ，而シテ足ノ少陽ノ後ニ交ワリ出デ，4.欠盆ニ入リ，膻中ニ布シ，散ジテ心包ニ絡ス。膈ヲ下リテ遍ク三焦ニ属ス。5.ソノ支ナルハ，膻中ヨリ上リテ欠盆ニ出デ，6.項ヲ上リ，耳ノ後ニ繋リ，直上シテ耳ノ上角ニ出ヅ。7.以テ屈シテ頬ニ下リ頄ニ至ル。8.ソノ支ナルハ，耳ノ後ヨリ耳中ニ入リ，出デテ耳ノ前ヘ走リ，客主人ノ前ヲ過ギ，頬ニテ交ワリ目ノ鋭眥ニ至ル。『霊枢』邪気蔵府病形篇より。9.三焦ハ合シテ委陽ニ入ル。『霊枢』本輸篇より。三焦ハ……9.委陽ニ出デ，太陽ノ正ト並ビテ，入リテ膀胱ニ絡ス。

十四経脈循行図　125

## ●足の少陽胆経

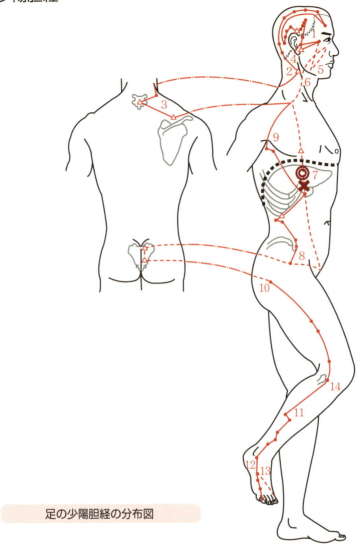

**足の少陽胆経の分布図**

『霊枢』経脈篇より。胆ハ足ノ少陽ノ脈ニシテ，1．目ノ鋭眥ヨリ起シ，上リテ頭角ニ抵リ，耳ノ後ニ下リ，2．頸ヲ循リ，手ノ少陽ノ前ヲ行キ，3．肩上ニ至リ，却キテ手ノ少陽ノ後ニ交ワリ出デ，欠盆ニ入ル。4．ソノ支ナルハ，耳ノ後ヨリ耳中ニ入リ，出デテ耳ノ前ニ走リ，目ノ鋭眥ノ後ニ至ル。5．ソノ支ナルハ，鋭眥ヨリ別レ，大迎ニ下リ，手ノ少陽ニ合シテ䪼ニ抵ル。6．下リテ頬車ヲ加エ，頸ヲ下リ，欠盆ニ合シ，以テ胸中ニ下ル。7．膈ヲ貫キ，肝ニ絡シ，胆ニ属ス。脇裏ヲ循ル。8．気街ニ出デ，毛ノ際ヲ繞ル。横ニ髀厭ノ中ニ入ル。9．ソノ直ナルハ，欠盆ヨリ腋ヲ下リ，胸ヲ循リ，季脇ヲ過ギ，10．下リテ髀厭ノ中ニ合ス。以テ下リテ髀陽ヲ循リ，膝ノ外廉ニ出ヅ。11．外輔骨ノ前ヲ下リ，直下シテ絶骨ノ端ニ抵ル。下リテ外踝ノ前ニ出デ，12．足跗ノ上ヲ循リ，小指ノ次ノ指ノ間ニ入ル。13．ソノ支ナルハ，跗ノ上ニテ別レ，大指ノ間ニ入リ，大指ノ岐骨ノ内ヲ循リ，ソノ端ニ出デ，還リテ爪甲ヲ貫キ，三毛ニ出ヅ。『霊枢』邪気蔵府病形篇より。14．胆ハ陽陵泉ニ合シ入ル。

## ● 足の厥陰肝経

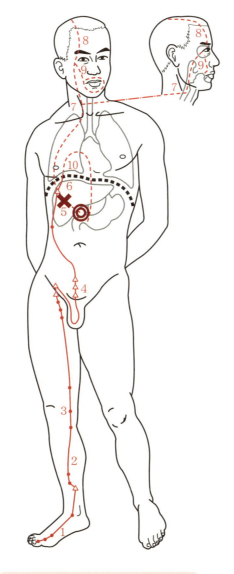

**足の厥陰肝経の分布図**

『霊枢』経脈篇より。肝ハ足ノ厥陰ノ脈ニシテ，1.大趾ノ叢毛ノ際ヨリ起シ，上リテ足跗ノ上廉ヲ循リ，内踝ヲ去ルコト一寸ヘイク。2.踝ヲ上ルコト八寸，交ワリテ太陰ノ後ニ出デ，3.膕内廉ニ上リ，股陰ヲ循リ，4.毛ノ中ニ入リ，陰器ヲ環ル。小腹ニ抵リ，5.胃ヲ挾ミ，肝ニ属シ，胆ニ絡ス。6.上リテ膈ヲ貫キ，脇肋ニ布ス。7.喉嚨ノ後ヲ循リ，上リテ頏顙ニ入ル。8.目系ニ連ナリ，上リテ額ニ出デ，督脈ト巓ニテ会ス。9.ソノ支ナルハ，目系ヨリ頬裏ニ下リ，唇ノ内ヲ環ル。10.ソノ支ナルハ，復タ，肝ヨリ別レテ膈ヲ貫キ，上リテ肺ニ注グ。

十四経脈循行図　127

## ●任脈

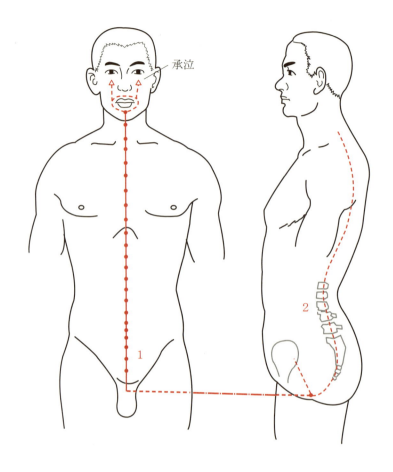

**任脈の分布図**

『素問』骨空論より。任脈ハ，1.中極ノ下ヨリ起シ，以テ，毛際ニ上リ腹ノ裏ニ循リ，関元ニ上リ，咽喉ニ至リ，頤ヲ上リテ面ヲ循リ，目ニ入ル。

『霊枢』五音五味篇より。衝脈，任脈ハ皆，胞中ヨリ起シ，2.背（『甲乙経』では脊）裏ヲ上リ循リ，経絡ノ海ナリ。其ノ浮ニシテ外ニアルハ腹（右）ヲ循リ上行シ，咽喉ニ会シ，別レテ口唇ニ絡ス。

## ●督脈

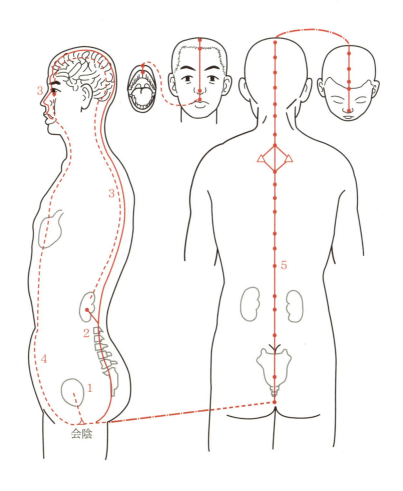

**督脈の分布図**

『素問』骨空論より。督脈ハ，1.少腹ヨリ下ノ骨ノ中央ヨリ起シ，女子ハ廷孔ニ入リ繋ル。其ノ孔ハ溺孔ノ端ナリ。2.其ノ絡ハ陰器ヲ循リ，篡間（会陰部）ニ合シ，篡ヲ繞リシノチ，別レテ臀ヲ繞リ，少陰ト巨陽（足太陽経）ノ中絡トニ至リテ，合ス。少陰ヨリ股内後廉ヲ上リ，脊ヲ貫キ腎ニ属ス。3.太陽トトモニ目内眥ヨリ起リ，額ニ上リ巓上ニテ交ワル。入リテ脳ニ絡シ，還リ出デテ別レ項ヲ下リ，肩髆ノ内ヲ循リ，脊ヲ挾ミ腰中ニ抵ル。入リテ膂ヲ循リ腎ニ絡ス。1.サテ，男子ハ茎ヲ循リ，下リテ篡ニ至リ，女子ト等シクナル。4.其ノ少腹ヲ直上スルハ臍中央ヲ貫キ，上リテ心ヲ貫キ，喉ニ入リ，頤ニ上リ，唇ヲ環リ，上リテ両目ノ下中央ニ繋ス。『難経』より。督脈ハ，5.下極ノ兪ヲリ起シ，脊裏ニ併チイキ，上リテ風府ニ至リ，脳ニ入ル（『甲乙経』では，脳に入って後「巓ニ上リ，額ヲ循リ，鼻柱ニ至ル」とする）。

資料3

# 経絡に関する基本知識

## ●経脈の本数と命名

①経絡は経脈と絡脈を合わせた言い方で，経は縦糸，絡は縦糸を網羅する横糸の意味である。脈あるいは脉は「脈は血の府」とあるように，血管のことである。岅は脈の古字。

②経脈の本数に関しては，『霊枢』経脈篇などの十二経脈が一般的であるが，馬王堆帛書や『脈経』『霊枢』本輸篇では十一脈で書かれている。

③（1）馬王堆帛書では，手足と陰陽が区分されている（臂泰陰脈など）。

（2）『黄帝内経』の多くの篇でも，手足と陰陽で区分された経脈名が出てくる（『霊枢』寒熱病篇の臂陽明や足陽明など）。

（3）『霊枢』経脈篇では，臓腑＋手足＋陰陽＋之＋脈の形をとる。

（4）『脈経』では，「脉」を「経」に換え，臓腑＋手足＋陰陽＋経の形をとる。

（5）手太陰肺経とする現在の表記は，孫思邈の『千金要方』を規範とする。

④経脈の名称から判断すると，最初の経脈の形成は，上下肢の区分と身体の前後を陰陽に分け，さらに陰陽を三陰三陽に区分する外行経脈だったと思われる。『霊枢』経脈篇になって，「内は府蔵に属し，外は肢節に絡う」（『霊枢』海論）とあるように，肢節を循行する外行経と臓腑につながる内行経の体系が整った。

## ●経脈の循行方向

①経脈の循行方向は，『霊枢』経脈篇などによると，手三陰経は胸から手，手三陽経は手から頭面部，足三陽経は頭面部から足，足三陰経は足から体幹部に循行し，全身を三循環している。最後は足厥陰から手太陰に接続する。

> 手太陰→手陽明→足陽明→足太陰→手少陰→手太陽
> 　↑　　　　　　　　　　　　　　　　　　　　↓
> 足厥陰←足少陽←手少陽←手厥陰←足少陰←足太陽

②馬王堆帛書の「足臂十一脈灸経」や『霊枢』邪客篇は手足の末端からの循行記載になっている。

## ●経絡の作用

①経絡は気血を運行させ，身体を滋養する作用をもつ。

　　具体的には，経絡は気血を輸送し，拡散させて，人体組織を維持するための通道である。

　　人体の臓腑・諸器官・皮肉・筋骨・四肢百骸などが正常な生理機能を維持できるのは，すべて「陽気」と「陰液」の供給による。

130　付篇（参考資料）

陽気：元気・宗気・営気・衛気・臓腑の気など。

陰液：血液・津液・精など。

陽気と陰液を合わせた概念が気血

「気はこれを呴めることを主り，血はこれを濡すことを主る」（『難経』二十二難）

②経絡は生体の異常を反映する作用をもつ。

具体的には，外邪や臓腑の正常な機能が損なわれたりすると，経絡に変動が起こり，その経絡と関連する体表部位に異常が生じる。

③経絡は侵入した病邪や鍼灸の刺激などを伝導する作用をもつ。

経絡は病邪の侵襲に対して伝導作用をもつ。体表に侵入した病邪は経絡を通じて内臓に伝導され，内臓間の経絡のつながりによって，病邪はある内臓から他の内臓へと伝入する。すなわち「病邪の伝変」「伝経」である。

また，鍼灸の刺激により，経絡を通じて気血ないし臓腑を調整することができる。

## ●経絡の循行に関する古典の記載

①「経脈十二なる者，分肉の間を伏行し，深くて見えず……，諸脈の浮いて見ゆる者は，皆，絡脈なり」（『霊枢』経脈）

②「経脈を裏と為し，支れて横する者を絡と為し，絡の別るる者を孫と為す」（『霊枢』脈度）

③「経は径なり，径直の者を径と為す。経の支派の傍出する者を絡と為す」（明代・李梴『医学入門』）

④「十二経脈なる者は，内は府蔵に属し，外は肢節に絡う」（『霊枢』海論）

⑤「脈に奇常あり，十二経なる者，常脈なり，奇経八脈は則ち常に拘らず，故にこれを奇経と謂う，蓋し言う。人の気血は十二経脈を常行し，其の諸経満ち，溢れれば則ち奇経に流入す」（宋代・『聖済総録』）

⑥「手の三陰は，蔵より手に走り，手の三陽は，手より頭に走る。足の三陽は頭より足に走り，足の三陰は足より腹に走る」（『霊枢』逆順肥痩）

⑦「手三陽の脈，手より頭に至る，長さ五尺，五六合して三丈なり。手三陰の脈，手より胸中に至る，長さ三尺五寸，三六一丈八尺，五六三尺，合して二丈一尺なり。足三陽の脈，足より頭に至る，長さ八尺，六八四丈八尺なり。足三陰の脈，足より胸に至る，長さ六尺五寸，六六三丈六尺，五六三尺，合して三丈九尺なり」（『難経』二十三難）

## ●経脈の役割に関する古典の記載

①「経脈なる者は，能く死生を決し，百病を処し，虚実を調うるゆえんにして，通ぜざるべからず」（『霊枢』経脈）

②「経脈なる者は気血を行らして，陰陽を営み，筋骨を濡し，関節を利するゆえんの者なり」（『霊枢』本蔵）

③「夫れ十二経脈なる者は，人の生ずるゆえん，病の成るゆえん，人の治するゆえん，病の起くゆえんなり」（『霊枢』経別）

④「五蔵に疾あるや，応（反応）は十二原に出で，而して原に各おの出づる所あり，明らか
に其の原を知り，其の応を睹れば，而ち五蔵の害を知る」（『霊枢』九鍼十二原）

⑤「肺心に邪あれば，其の気両肘に留る。肝に邪あれば，其の気両腋に流る。脾に邪あれば，
其の気両髀に留る。腎に邪あれば，其の気両膕に留る」（『霊枢』邪客）

⑥「夫れ邪の形に客するや，必ず先ず皮毛に舎す。留まりて去らざれば，入りて孫脈に舎す。
留まりて去らざれば，入りて絡脈に舎す。留まりて去らざれば，入りて経脈に舎す。内に
五蔵に連なり，腸胃に散じ，陰陽（陰経と陽経）俱に感ずれば，五蔵乃ち傷る。此れ邪の
皮毛よりして入り，五蔵に極まるの次（順番）なり」（『素問』繆刺論）

⑦「言う所の節なる者は，神気の遊行出入する所にして，皮肉筋骨に非ざるなり」（『霊枢』
九鍼十二原）

## ●経絡の種類

①十二経脈（十二正経）——経絡系統の主体。

②奇経八脈——奇経八脈の多くは十二経脈から分かれ出ている支脈であるが，臓腑との属絡
関係や表裏関係がなく，任督脈のように人体の正中を縦行して，独自の所属穴をもつもの
や，帯脈のように体幹を横行するものもあり，統一性がない。

③十二経別（別行する正経）——四肢の肘膝関節より中枢部において，十二経脈から分かれ
出て縦行する支脈。各経が属絡する臓腑と連絡し，また体表に出て，頭部顔面部で本経ま
たは表裏経に合流する（資料7参照）。臓腑間のつながりをいっそう綿密にしている。

④十五（十六）絡脈——十二絡脈に任脈の絡脈，督脈の絡脈，脾の大絡を加えたもの。十六
大絡は，十五大絡に「胃の大絡」を加えたもの。十二絡脈は十二経脈から分かれ出て，表
裏経に合流する。任脈の絡脈は胸骨剣状突起の下から別れ出て腹部に散じ，各陰経とのつ
ながりをもつ。督脈の絡脈は尾骨の下から別れ出て，脊柱両側の足太陽膀胱経に向かい，
頭部に散じ，各陽経とのつながりをもつ。「脾の大絡」は十五絡脈を統括する。

⑤経筋——十二経筋の分布部位は十二経脈と基本的に同じ分布部位であり，四肢末端・手足
関節・肘膝関節・体幹・頭項部などに流注するが，臓腑には入らない。「結聚」する特徴
がある。

⑥皮部——「皮部を知らんと欲すれば，経脈を以て紀となすなり。諸経皆然り」（『素問』皮
部論）とあるように，皮膚の分部は経脈の循行部位をその手掛かりとする。

資料4

# 経絡循行に関する用語一覧

| | |
|---|---|
| 経絡 | 経脈と絡脈の総称。経絡は気血運行の通路であり，内部では臓腑に属し，外部では頭部顔面や体幹・四肢の諸器官や組織と結びついて，人体を上下・左右・内外・前後をつなぐ有機的統合体にしている。 |
| 経脈 | 人体の気血運行の主要通路である。十二正経・奇経八脈・経別（別行する正経）からなる。「経」は道路の意味であり，直行する主幹線である。「脈」は血管を意味する語。 |
| 正経 | 気血運行の主要な通路であり，経絡系統の主幹。十二経からなるため，十二経脈とも呼ばれる。手足の三陰三陽経からなる。陰経の内行経は五（六）臓中の１つとつながり，外行経は四肢の内側面に分布する。陽経の内行経は六腑の１つとつながり，外行経は四肢の外側面に分布する。どの経脈も特定の臓腑と属絡関係があり，また，各陰陽経脈間にも陰陽一対の表裏配合関係がある。『素問』血気形志篇にもとづけば，手足の太陰は陽明と，少陰は太陽と，厥陰は少陽と表裏の配合関係にある。 |
| 奇経 | 任脈・督脈・陰陽蹻脈・陰陽維脈・衝脈・帯脈の八脈。臓腑と直接的連係がなく，奇経同士の表裏関係もない。その作用はおもに十二経脈の循行を補うことと，十二経脈の気血の調整とされる。 |
| 十四経 | 十二経脈と奇経の任脈・督脈を合わせたもの。それぞれの経脈が所属穴をもっている。 |
| 経別 | 十二経別の総称。十二経別は十二経脈から分かれ出た後，離・入・出・合といった特徴的な循行をして，頭部で陽経は本経，陰経は表裏経に合流する。資料7「経別の循行径路と六合表」を参照のこと。 |
| 絡脈 | 経脈から分かれ出て，全身を網羅している支脈。十五絡脈・孫絡・血絡といった種類がある。 |
| 十五絡脈 | 十五別絡，十五絡ともいう。十二経の絡脈の他に「任脈の絡」「督脈の絡」「脾の大絡」がある。「胃の大絡」を加えて十六絡脈とすることもある。 |
| 経筋 | 全身の筋肉を十二経と関連づけたもの。すべての経筋は四肢末端に始まり，関節とつながり，頭部顔面で終わる。 |
| 皮部 | 全身の皮膚を十二経脈にもとづいて区分したもの。 |
| 陰陽脈 | 陰脈は手足三陰経，奇経八脈中の任脈・衝脈・陰維脈・陰蹻脈を包括したもの。陽脈は手足三陽経，奇経八脈中の督脈・陽維脈・陽蹻脈を包括したもの。 |
| 流注 | 経脈の気血の運行を水の流れで形容したもの。流は水の流れ，注は流れ込むこと。陰陽十二経では，六陽経のどの陽経も四肢の外側面や体幹部の浅層部を流注し，それと対をなす六陰経は四肢の内側面や体幹部の深層部を流注している。 |
| 表裏 | 十二経脈中，六腑とつながる六陽経が表であり，五臓とつながる六陰経が裏である。 |
| 属絡 | 「属」は隷属の意味で，経脈がその本経の臓腑に連なって臓腑に隷属し，同時にまたその臓腑を支配していることを表している。「絡」は連絡の意味で，本経と表裏をなしている臓腑に連絡し，その臓腑を纏っていることを意味している。 |

133

| 気街 | 十二経脈の経気の運行において，頭部・胸部・腹部・脛部にそれぞれ気が集まり密に流れている部位があり，それを気街と呼ぶ。『霊枢』衛気篇出。『霊枢』動輸篇では「四街」と呼ぶ。 |
| --- | --- |
| 標本根結 | 経絡の循行では，下部の四肢を本，根とし，上部の頭部顔面や体幹を標，結として，身体の上下・内外に対して経脈を通じた対応関係をもたせて，疾病認識や鍼灸治療の選穴の根拠としている。『霊枢』根結篇，『霊枢』衛気篇出。後世では，「四根三結」などとも称している。（『標幽賦』） |

**資料5**

# 経絡の循行に関する基本的字句

（上海中医学院編『針灸学』にもとづく）

（字句）

属──当該経脈がどの臓または腑の管轄・支配を受けているかを示す。

絡──当該経脈の臓腑と表裏の組み合わせにあるものを絡という。

起──経脈の開始をいう。

循──沿って進むこと。

上──下から上に向かって進む，あるいは低く窪んだ所から高い所に進むこと。

下──上から下に向かって進むこと。

行──他経の近くを通過すること。

過──支節の傍らを過ぎること。

挟──両傍を平行して進むこと。

貫──組織・器官の中間を貫くこと。

交──両経脈が巡り合うこと。

環──四周を回ること。

入──外から中（裏）に入ること。

出──深部から浅い所に出てくること。

廉──辺縁。

合──両脈が相並ぶこと。

別──経脈の分支，もしくは経脈から分支が分かれること。

抵──いずれかの所に達すること。

却──進んでまた退くこと。

還──いずれかの所に達した後，また，そこに戻ってくること。

資料6

# 経絡表記の変遷

## 『馬王堆帛書』

① 「足臂十一脉灸経」（現代の命名）

手足＋陰陽＋脉

一例：臂泰陰脉，足陽明脉

② 「陰陽十一脉灸経」（現代の命名）

1．手足＋陰陽＋脉

一例：臂鉅陰脉，足鉅陽脉

2．陰陽＋脉

一例：少陽脉，少陰脉

3．部位＋脉

一例：肩脉，耳脉，歯脉

## 『霊枢』経脈

臓腑＋手足＋陰陽＋之＋脉

一例：肺手太陰之脉，胃足陽明之脉

例外：心主手厥陰心包絡之脉（「心主＋手＋厥陰＋心包絡＋之＋脉」の形）

## 『鍼灸甲乙経』十二経脉絡脉支別第一（晋代・皇甫謐）

臓腑＋手足＋陰陽＋之＋脉

一例：肺手太陰之脉，大腸手陽明之脉，

心主手厥陰之脉（『霊枢』経脈と異なる表記）

## 『脈経』巻六（晋代・王叔和）

1．臓腑＋手足＋陰陽＋経

一例：肺手太陰経病証第七（表題名の一部）

2．手足＋陰陽＋之＋脉

一例：手太陰之脉，手陽明之脉（文中）

136　付篇（参考資料）

## 『備急千金要方』巻二十九（唐代・孫思邈）

手足＋陰陽＋臓腑＋経
一例：手太陰肺経，足陽明胃経
※現在の表記と同じ

## 『銅人腧穴鍼灸図経』（宋代・王惟一）

①手足＋陰陽＋臓腑＋経
一例：足太陰脾経，足陽明胃経
②手足＋陰陽＋臓腑＋之＋経
一例：手太陰肺之経

## 『十四経発揮』（元代・滑寿）

手足＋陰陽＋臓腑＋経
一例：手太陰肺経，足陽明胃経

　以上のとおり，『備急千金要方』以降の経脈書は基本的にすべて同じ配列である。また，『脈経』や『備急千金要方』以降の経脈書の経絡表記は，原則，最後は「経」であり，「脉」ではない。

**資料7**

# 経別の循行経路と六合表

表　経別の循行経路

| 経別名 | 別入 | 体幹での循・走・至・属・合・散・繋・当・貫・行関係 | 頭部顔面での出・散・繋・合・属関係 | 六合 |
|---|---|---|---|---|
| 足太陽之正 | 別入於膕中 | | | |
| | 其一道，下尻五寸，別入於肛 | 属於膀胱，散之腎，循膂，当心入散 | | |
| | | 直者，従膂上 | 出於項，復属於太陽 | 此為一経也 |
| 足少陽之正 | 繞髀，入毛際 | 合於厥陰 | | |
| | 別者，入季脇之間 | 循胸裏，属胆，散之上肝，貫心 | 以上挟咽，出頤頷中，散於面，繋目系，合少陽於外眥也 | |
| 足陽明之正 | 上至髀，入於腹裏 | 属胃，散之脾，上通於心 | 上循咽，出於口，上頞頤，還繋目系，合於陽明也 | |
| 手太陽之正 | 指地，別於肩解，入腋 | 走心，繋小腸也 | | |
| 手少陽之正 | 指天，別於巓，入缺盆 | 下走三焦，散於胸中也 | | |
| 手陽明之正 | 従手循膺乳別於肩髃，入柱骨 | 下走大腸，属於肺 | 上循喉嚨，出缺盆，合於陽明也 | |
| 足少陰之正 | 至膕中，別出太陽而合 | 上至腎，当十四顀，出属帯脈， | | |
| | | | 直者，繋舌本，復出於項，合於太陽 | 此為一合，成以諸陰之別，皆為正也 |
| 足厥陰之正 | 別跗上，上至毛際， | 合於少陽，與別倶行 | | 此為二合也 |
| 足太陰之正 | 上至髀， | 合於陽明，與別倶行 | 上結於咽，貫舌中（本） | 此為三合也 |
| 手少陰之正 | 別入於淵腋両筋之間 | 属於心 | 上走喉嚨，出於面，合目内眥 | 此為四合也 |
| 手心主之正 | 別下淵腋三寸，入胸中 | 別属三焦 | 出循喉嚨，出耳後，合少陽完骨之下 | 此為五合也 |
| 手太陰之正 | 別入淵腋少陰之前 | 入走肺，散之太陽（大腸） | 上出缺盆，循喉嚨，復合陽明 | 此為六合也 |

138　付篇（参考資料）

表　十二経別の六合表

|  | 経名 | 別入 | 別行 | 出合 | 合於 |
|---|---|---|---|---|---|
| 一　合 | 足太陽之正 | 膕中（膝窩）<br>肛（肛門部） | 膀胱・腎・心 | 項 | 足太陽経 |
|  | 足少陰之正 | 膕中（膝窩） | 腎・帯脈・舌本 | 項 |  |
| 二　合 | 足少陽之正 | 髀（大腿上半部）・毛際（陰毛際）・季脇 | 胆・肝・心 | 咽, 頤頷（下顎），目系（目と脳をつなぐ脈絡），目外眥（外眼角） | 足少陽経 |
|  | 足厥陰之正 | 足跗（足背）・毛際（陰毛際） | 與別併行（足少陽経別と同行） |  |  |
| 三　合 | 足陽明之正 | 髀（大腿上半部）・腹裏 | 胃・脾・心 | 口・目系 | 足陽明経 |
|  | 足太陰之正 | 髀（大腿上半部） | 與別併行（足陽明経別と同行），貫舌本 |  |  |
| 四　合 | 手太陽之正 | 肩解（肩関節）・腋（腋窩部） | 小腸・心 |  | 手太陽経 |
|  | 手少陰之正 | 淵腋両筋間（腋窩の両筋の間）・胸中 | 心 | 面（顔面）・目内眥（内眼角） |  |
| 五　合 | 手少陽之正 | 巓（頭頂）・缺盆（鎖骨上窩） | 三焦・胸中 |  | 手少陽経 |
|  | 手厥陰之正 | 淵腋下三寸（腋窩の下三寸）・胸中 | 胸中・三焦 | 耳後・完骨下（乳様突起） |  |
| 六　合 | 手陽明之正 | 肩髃・柱骨（頚椎部） | 大腸・肺 | 缺盆（鎖骨上窩） | 手陽明経 |
|  | 手太陰之正 | 淵腋（腋窩）少陰前 | 肺・太陽（大腸） | 缺盆（鎖骨上窩）・喉嚨（咽喉） |  |

経別の循行経路と六合表　139

資料8

# 絡脈循行一覧

| 絡脈名 | 起点穴 | 起点部位 | 絡脈の循行 |
|---|---|---|---|
| 手太陰之別 | 列欠 | 起于腕上分間 | 並太陰之經．直入掌中．散入于魚際． |
| | | | 別走陽明． |
| 手少陰之別 | 通里 | 去腕一寸半 | 別而上行．循經入于心中．繋舌本．屬目系． |
| | | | 別走太陽． |
| 手心主之別 | 内関 | 去腕二寸 | 出于兩筋之間．循經以上繋于心包．絡心系． |
| | | | 別走少陽（『霊枢』経脈篇は記載がない．『太素』にもとづく） |
| 手太陽之別 | 支正 | 上腕五寸 | 内注少陰． |
| | | | 其別者．上走肘．絡肩髃． |
| 手陽明之別 | 偏歴 | 去腕三寸 | 別入太陰． |
| | | | 其別者．上循臂．乘肩髃．上曲頰偏齒． |
| | | | 其別者．入耳．合于宗脉． |
| 手少陽之別 | 外関 | 去腕二寸 | 外繞（遶）臂．注胸中．合心主． |
| 足太陽之別 | 飛陽 | 去踝七寸 | 別走少陰． |
| 足少陽之別 | 光明 | 去踝五寸 | 別走厥陰．下絡足跗． |
| 足陽明之別 | 豊隆 | 去踝八寸 | 別走太陰． |
| | | | 其別者．循脛骨外廉．上絡頭項．合諸經之氣．下絡喉嗌． |
| 足太陰之別 | 公孫 | 去本節之後一寸 | 別走陽明． |
| | | | 其別者．入絡腸胃． |
| 足少陰之別 | 大鍾（鐘） | 當踝後繞跟 | 別走太陽． |
| | | | 其別者．并經上走于心包．下外貫腰脊． |
| 足厥陰之別 | 蠡溝 | 去内踝五寸 | 別走少陽． |
| | | | 其別者．循脛上睾結于莖． |
| 任脈之別 | 尾翳 | | 下鳩尾．散于腹． |
| 督脈之別 | 長強 | | 挾膂上項．散頭上．下當肩胛左右．別走太陽．入貫膂． |
| 脾之大絡 | 大包 | 淵腋下三寸 | 布胸脇． |
| 胃之大絡 | 虚里 | | 貫鬲絡肺．出於左乳下． |

※『霊枢』経脈篇の記載にもとづけば，絡穴の名称は絡脈の起点穴名であると同時に，絡脈の名称とも考えられる．たとえば，列欠は肺経の絡穴であると同時に肺経の絡脈の名称ととらえることができる．
※「胃之大絡」の出典は『素問』平人気象論である．
※その他，『霊枢』本輸篇や『霊枢』邪気蔵府病形篇には「太陽絡」「足太陽之外大絡」といった絡脈もみられる．
※『素問』『霊枢』の諸篇には絡脈に関する様々な記載がある．

140　付篇（参考資料）

資料9

# 十二経脈の属絡関係と起点部位

| 十二経脈 | 属 | 絡 | 起点部位 |
|---|---|---|---|
| 肺手太陰之脈 | 肺 | 大腸 | 起于中焦 |
| 大腸手陽明之脈 | 大腸 | 肺 | 起于大指次指之端 |
| 胃足陽明之脈 | 胃 | 脾 | 起於鼻 |
| 脾足太陰之脈 | 脾 | 胃 | 起于大指之端 |
| 心手少陰之脈 | 心系 | 小腸 | 起于心中 |
| 小腸手太陽之脈 | 小腸 | 心 | 起于小指之端 |
| 膀胱足太陽之脈 | 膀胱 | 腎 | 起于目内眥 |
| 腎足少陰之脈 | 腎 | 膀胱 | 起于小指之下 |
| 心主手厥陰心包絡之脈 | 心包絡 | 三焦 | 起于胸中 |
| 三焦手少陽之脈 | 三焦 | 心包 | 起于小指次指之端 |
| 胆足少陽之脈 | 胆 | 肝 | 起于目鋭眥 |
| 肝足厥陰之脈 | 肝 | 胆 | 起于大指叢毛之際 |

※本表の十二経脈属絡関係と起点部位は『霊枢』経脈篇にもとづいている。

※『霊枢』原文では，三焦経は心包に「散落」するとなっているが，『鍼灸甲乙経』や『黄帝内経太素』では「散絡」に書き換えている。

141

資料10

# 十二経脈の標本関係

（『霊枢』衛気篇にもとづく）

　標は末梢，上の意味で，頭部顔面・胸部・背部など。本は根本，下の意味で四肢末端。

　『霊枢』衛気篇では，「能く六経の標本を知る者は，以て天下に惑うことなかるべし」と治療における標本の重要性を強調している。

　なお，カッコ内のオレンジ色は『類経』（明代・張介賓著）にもとづいている。

| | 標 | 本 |
|---|---|---|
| 手太陰 | 標在腋内動也（腋内の動脈拍動部で天府穴のこと） | 本在寸口之中（太淵穴） |
| 手陽明 | 標在顔下合鉗上也（手陽明経は上って鼻孔を挟むので，標は顔下に在る。顔とは額のこと。鉗上は『霊枢』根結篇の鉗耳〈鉗は鉄製の頸枷，この鉄の部分が鉗，音読では「けん」〉の意味である。経脈が足陽明経の大迎穴のところから耳の両傍を挟むことをいっている） | 本在肘骨中，上至別陽（「肘骨中」とは曲池穴に当たる。別陽は未詳） |
| 足陽明 | 標在人迎頬挟頏顙也（人迎穴は頬の下で，喉頭隆起を挟む傍ら） | 本在厲兌（厲兌穴は足第2指の端に在る） |
| 足太陰 | 標在背腧與舌本也（背腧とは脾兪穴のこと。舌本は舌根） | 本在中封前上四寸之中（中封穴は足厥陰経穴。「前上4寸の中」とは，三陰交穴に当たる） |
| 手少陰 | 標在背腧也（背腧は心兪穴） | 本在鋭骨之端（鋭骨の端は神門穴） |
| 手太陽 | 標在命門之上一寸也（「命門の上1寸」とは，睛明穴の上1寸のこと。睛明穴は手足太陽経の会） | 本在外踝之後（手の外踝の後は養老穴に当たる） |
| 足太陽 | 標在両絡命門，命門者目也（「標は両絡命門に在る」とは睛明穴のことである。睛明穴は左右各1穴なので，両絡という） | 本在跟以上五寸中（足太陽の本は足跟の上5寸，すなわち外果の上3寸で跗陽穴に当たる） |
| 足少陰 | 標在背腧與舌下両脈也（背腧は腎兪穴。舌下両脈は廉泉穴。いずれも足少陰の標） | 本在内踝下上三寸中（「内踝下上三寸の中」とは，内果の下1寸の照海穴，内果の上2寸は復溜穴と交信穴。いずれも足少陰の本） |
| 手心主 | 標在腋下下三寸也（腋下3寸は天池穴） | 本在掌後両筋之間二寸中（「掌後両筋の間二寸中」とは，内関穴） |

| | | |
|---|---|---|
| 手少陽 | 標在耳後上角下外眥也（「耳後上角」とは角孫穴に当たる。「下外眥」とは糸竹空穴のこと） | 本在小指次指之間上二寸（「小指次指の間上二寸」とは液門穴） |
| 足少陽 | 標在窓籠之前，窓籠者耳也（窓籠は耳。即ち手太陽経の聴宮穴のこと） | 本在竅陰之間（足竅陰穴は足第4指の端） |
| 足厥陰 | 標在背腧也（背腧は肝兪穴） | 本在行間上五寸所（行間穴の上5寸は中封穴に当たる） |

十二経脈の標本関係　143

**資料11**

# 足六経脈の根結関係

（『霊枢』根結篇にもとづく）

　結は頭部顔面や躯幹の部位，根は下肢末端の井穴を指す。『霊枢』根結篇では，上肢経の記載はない。

　『霊枢』根結篇では，経脈の根結の重要性を「不知根結，五蔵六府，折関敗枢，開闔而走，陰陽大失，不可復取，九鍼之玄，要在終始」（治療時に経脈の根本と結末を理解していなければ，五蔵六府の関〔門の栓〕の守りを損ない，枢〔門軸〕の紐を損ない，闔〔門の板〕の開くのが妥当ではなく，真気が失われ，陰陽の気が大量に失われる。経穴を用いても，気を集めて回復させることができなくなる。九鍼を運用する奥義は，経脈の根本と結末を明らかにすることにある）と記す。

　なお，カッコ内のオレンジ色は『類経』（明代・張介賓著）にもとづいている。

| 足六経脈 | 根 | 結 |
|---|---|---|
| 足太陽膀胱経 | 太陽根于至陰（足太陽は下は至陰穴に根ざす） | 結于命門，目也（上は晴明穴に結ばれる。したがって，命門は目である。王氏は「命門とは精を蔵して光照らすところなので，すなわち両目である」という） |
| 足陽明胃経 | 陽明根于厲兌（足陽明は下は厲兌穴に根ざす） | 結于顙大，顙大者鉗耳也（上は承泣穴に結ばれる。今日，顙大※とは項顙の上を意味し，大迎穴である。大迎穴は頬の下の両耳の傍らなので，鉗耳という）※顙は額に同じなので，顙大は一般的に頭維穴とされる） |
| 足少陽胆経 | 少陽根于竅陰（足少陽は下は足竅陰穴に根ざす） | 結于窓籠，窓籠者，耳中也（上は窓籠に結ばれる。耳中とは，すなわち手太陽の聴宮穴である。聴宮穴は手足の少陽と手太陽の会であり，したがって足少陽はここに結ばれる） |
| 足太陰脾経 | 太陰根于隠白（足太陰は下は隠白穴に根ざす） | 結于太倉（上は太倉に結ばれる。太倉は中脘で任脈穴である） |
| 足少陰腎経 | 少陰根于湧泉（足少陰は下は湧泉穴に根ざす） | 結于廉泉（上は任脈穴の廉泉に結ばれる） |
| 足厥陰肝経 | 厥陰根于大敦（足厥陰は下は大敦穴に根ざす） | 結于玉英，絡于膻中（上は玉英に結ばれる。玉英は玉堂穴のことで任脈穴である） |

資料12

# 六陽経の根溜注入関係

（『霊枢』根結篇にもとづく）

　『霊枢』根結篇では，手足の三陽経は四肢末端の井穴から出て，原穴か経穴に流れ，経穴か合穴に注ぎ，上部では頸項部から入って頭部に出る。さらに下って，四肢で絡穴に入って，陰経に交わる経脈の循行を示している。

　なお，カッコ内のオレンジ色は『類経』（明代・張介賓著）にもとづいている。

| 手足六陽経 | 根 | 溜 | 注 | 入 |
|---|---|---|---|---|
| 足太陽膀胱経 | 足太陽根于至陰（足太陽の至陰は井穴） | 溜于京骨（京骨は原穴） | 注于崑崙（崑崙は経穴） | 入于天柱飛揚也（天柱穴は頭にあり，飛揚穴は足にある） |
| 足少陽胆経 | 足少陽根于竅陰（足少陽の竅陰は井穴） | 溜于丘墟（丘墟は原穴） | 注于陽輔（陽輔は経穴） | 入于天容光明也（天容穴は手太陽経なので，この経で頭にあるのは天衝穴にすべき。足にあるのは光明穴） |
| 足陽明胃経 | 足陽明根于厲兌（足陽明の厲兌は井穴） | 溜于衝陽（衝陽は原穴） | 注于下陵（下陵は解渓穴とすべきで経穴） | 入于人迎豊隆也（人迎穴は頭にあり，豊隆穴は足にある） |
| 手太陽小腸経 | 手太陽根于少沢（手太陽の少沢は井穴） | 溜于陽谷（陽谷は経穴） | 注于小海（小海は合穴） | 入于天窓支正也（天窓穴は頭にあり，支正穴は手にある） |
| 手少陽三焦経 | 手少陽根于関衝（手少陽の関衝は井穴） | 溜于陽池（陽池は原穴） | 注于支溝（支溝は経穴） | 入于天牖外関也（天牖穴は頸にあり，外関穴は手にある） |
| 手陽明大腸経 | 手陽明根于商陽（手陽明の商陽は井穴） | 溜于合谷（合谷は原穴） | 注于陽渓（陽渓は経穴） | 入于扶突偏歴也（扶突穴は頸にあり，偏歴穴は手にある） |

145

資料13

# 十四経脈の病候

※『素問』診要経終論では，「十二経之終奈何」としているので，十二経のすべてに「経気終」
の病候を記載した。したがって手足の同名経では同じ病候を記している。

## ●手太陰肺経の病候

| | 経脈の変動で分類 | 病候 | 出典 |
|---|---|---|---|
| 本経 | 是動病 | 是動則病肺脹滿膨膨．而喘欬．缺盆中痛．甚則交兩手而瞀．此爲臂厥． | 『霊枢』経脈 |
| | 是主肺所生病 | 是主肺所生病者．欬上氣喘渇．煩心胸滿．臑臂内前廉痛．厥．掌中熱． | |
| | 気盛有余 | 氣盛有餘．則肩背痛．風寒汗出中風．小便數而欠． | |
| | 気虚 | 氣虚．則肩背痛寒．少氣不足以息．溺色變． | |
| | 治療法 | 爲此諸病．盛則寫之．虚則補之．熱則疾之．寒則留之．陷下則灸之．不盛不虚．以經取之．盛者．寸口大三倍于人迎．虚者．則寸口反小於人迎也． | |
| 絡脈 | 実 | 其病實則手鋭掌熱． | |
| | 虚 | 虚則欠㰦．小便遺數． | |
| | 治療法 | 取之去腕一寸半． | |
| 経別 | 記載なし | 記載なし | 『霊枢』経別 |
| 経筋 | 病症 | 其病當所過者．支轉筋痛．甚成息賁．脇急吐血．……名曰仲冬痺也 | 『霊枢』経筋 |
| | 治療法 | 治在燔鍼劫刺．以知爲數．以痛爲輸． | |
| 経絡 | 経気厥逆 | 手太陰厥逆，虚滿而欬．善嘔沫． | 『素問』厥論 |
| | 経気終 | 太陰終者．腹脹閉．不得息．善噫．善嘔．嘔則逆．逆則面赤．不逆則上下不通．不通則面黑．皮毛焦．而終矣． | 『素問』診要経終論 |
| | 経気絶 | 手太陰氣絶．則皮毛焦．太陰者．行氣温于皮毛者也．故氣不榮．則皮毛焦．皮毛焦．則津液去皮節．津液去皮節者．則爪枯毛折．毛折者．則毛先死．丙篤丁死．火勝金也． | 『霊枢』経脈 |

146　付篇（参考資料）

## ●手陽明大腸経の病候

| | 経脈の変動で分類 | 病候 | 出典 |
|---|---|---|---|
| 本経 | 是動病 | 是動．則病齒痛頸腫． | 『霊枢』経脈 |
| | 是主津液所生病 | 是主津液所生病者．目黄．口乾．鼽衄．喉痺．肩前臑痛．大指次指痛不用． | |
| | 気有余 | 氣有餘．則當脉所過者熱腫． | |
| | 気虚 | 虚則寒慄不復． | |
| | 治療法 | 爲此諸病．盛則寫之．虚則補之．熱則疾之．寒則留之．陷下則灸之．不盛不虚．以經取之．盛者．人迎大三倍于寸口．虚者．人迎反小於寸口也． | |
| 絡脈 | 実 | 實則齲聾． | |
| | 虚 | 虚則齒寒痺隔． | |
| | 治療法 | 取之所別也． | |
| 経別 | 記載なし | 記載なし | 『霊枢』経別 |
| 経筋 | 病症 | 其病當所過者．支痛及轉筋．肩不擧．頸不可左右視．……名曰孟夏痺也． | 『霊枢』経筋 |
| | 治療法 | 治在燔鍼劫刺．以知爲數．以痛爲輸． | |
| 経絡 | 経気厥逆 | 手陽明少陽厥逆，発喉痺，嗌腫，痙 | 『素問』厥論 |
| | 経気終 | 陽明終者．口目動作．善驚妄言．色黄．其上下經盛不仁．則終矣． | 『素問』診要経終論 |

## ●足陽明胃経の病候

| | 経脈の変動で分類 | 病候 | 出典 |
|---|---|---|---|
| 本経 | 是動病 | 是動．則病洒洒振寒．善呻數欠．顔黒．病至．則惡人與火．聞木聲．則惕然而驚．心欲動．獨閉戸塞牖而處．甚則欲上高而歌．棄衣而走．賁響腹脹．是爲骭厥． | 『霊枢』経脈 |
| | 是主血所生病 | 是主血所生病者．狂瘧．温淫汗出．鼽衄．口喎脣胗．頸腫喉痺．大腹水腫．膝臏腫痛．循膺．乳．氣街．股．伏兔．骭外廉．足跗上．皆痛．中指不用． | |
| | 気盛 | 氣盛．則身以前皆熱．其有餘于胃．則消穀善飢．溺色黄． | |
| | 気不足 | 氣不足．則身以前皆寒慄．胃中寒．則脹滿． | |
| | 治療法 | 爲此諸病．盛則寫之．虚則補之．熱則疾之．寒則留之．陷下則灸之．不盛不虚．以經取之．盛者．人迎大三倍于寸口．虚者．人迎反小于寸口也． | |

十四経脈の病候　147

| | | | |
|---|---|---|---|
| 絡脈 | 気逆 | 氣逆則喉痺瘁瘖. | 『霊枢』経脈 |
| | 実 | 實則狂巓. | |
| | 虚 | 虚則足不收. 脛枯. | |
| | 治療法 | 取之所別也. | |
| 経別 | 記載なし | 記載なし | 『霊枢』経別 |
| 経筋 | 病症 | 其病足中指支脛轉筋. 脚跳堅. 伏兔轉筋. 髀前腫. 㿗疝. 腹筋急. 引缺盆及頬. 卒口僻. 急者. 目不合. 熱則筋縱. 目不開. 頬筋有寒. 則急引頬移口. 有熱. 則筋弛縱緩不勝收. 故僻. ……名曰季春痺也. | 『霊枢』経筋 |
| | 治療法 | 治之以馬膏. 膏其急者. 以白酒和桂. 以塗其緩者. 以桑鉤鉤之. 即以生桑灰. 置之坎中. 高下以坐等. 以膏熨急頬. 且飲美酒. 噉美炙肉. 不飲酒者自強也. 爲之三拊而已. 治在燔鍼劫刺. 以知爲數. 以痛爲輸. | |
| 経絡 | 経気厥 | 陽明之厥. 則癲疾欲走呼. 腹滿不得臥. 面赤而熱. 妄見而妄言. | 『素問』厥論 |
| | 経気厥逆 | 陽明厥逆. 喘欬身熱. 善驚. 衄嘔血. | |
| | 経気終 | 陽明終者口目動作, 善驚妄言, 色黄, 其上下経盛, 不仁則終矣 | 『素問』診要経終論 |

## ●足太陰脾経の病候

| | 経脈の変動で分類 | 病候 | 出典 |
|---|---|---|---|
| 本経 | 是動病 | 是動. 則病舌本強. 食則嘔. 胃脘痛. 腹脹. 善噫. 得後與氣. 則快然如衰. 身體皆重. | 『霊枢』経脈 |
| | 是主脾所生病 | 是主脾所生病者.舌本痛.體不能動搖.食不下.煩心.心下急痛. 溏. 瘕泄. 水閉. 黄疸. 不能臥. 強立股膝内腫厥. 足大指不用 | |
| | 治療法 | 爲此諸病. 盛則寫之.虚則補之.熱則疾之.寒則留之. 陷下則灸之. 不盛不虚. 以經取之. 盛者. 寸口大三倍于人迎. 虚者. 寸口反小于人迎. | |
| 絡脈 | 厥気上逆 | 厥氣上逆則霍亂. | |
| | 実 | 實則腸中切痛. | |
| | 虚 | 虚則鼓脹. | |
| | 治療法 | 取之所別也 | |
| 脾の大絡 | 実 | 實則身盡痛. | |
| | 虚 | 虚則百節盡皆縱. | |
| | 治療法 | 此脉若羅絡之血者. 皆取之脾之大絡脉也. | |

| | | | |
|---|---|---|---|
| 経別 | 記載なし | 記載なし | 『霊枢』経別 |
| 経筋 | 病症 | 其病足大指支内踝痛．轉筋痛．膝内輔骨痛．陰股引髀而痛．陰器紐痛．下引臍兩脇痛．引膺中脊内痛．……命日孟秋痺也． | 『霊枢』経筋 |
| | 治療法 | 治在燔鍼劫刺．以知爲數．以痛爲輸． | |
| 経絡 | 経気厥 | 太陰之厥．則腹滿䐜脹．後不利．不欲食．食則嘔．不得臥． | 『素問』厥論 |
| | 経気厥逆 | 太陰厥逆．胻急攣．心痛引腹． | |
| | 経気終 | 太陰終者．腹脹閉．不得息．善噫．善嘔．嘔則逆．逆則面赤．不逆則上下不通．不通則面黒．皮毛焦．而終矣． | 『素問』診要経終論 |
| | 経気絶 | 足太陰氣絶．則脈不栄肌肉，唇舌者，肌肉之本也，脈不栄，則肌肉軟，肌肉軟，則舌萎，人中滿，人中滿，則唇反，肉先死，甲篤乙死．木勝土也． | 『霊枢』経脈 |

## ●手少陰心経の病候

| | 経脈の変動で分類 | 病候 | 出典 |
|---|---|---|---|
| 本経 | 是動病 | 是動．則病嗌乾．心痛．渇而欲飲．是爲臂厥． | 『霊枢』経脈 |
| | 是主心所生病 | 是主心所生病者．目黄．脇痛．臑臂内後廉痛厥．掌中熱痛． | |
| | 治療法 | 爲此諸病．盛則寫之．虚則補之．熱則疾之．寒則留之．陷下則灸之．不盛不虚．以經取之．盛者．寸口大再倍于人迎．虚者．寸口反小于人迎． | |
| 絡脈 | 実 | 其實則支膈． | |
| | 虚 | 虚則不能言． | |
| | 治療法 | 取之掌後一寸． | |
| 経別 | 記載なし | 記載なし | 『霊枢』経別 |
| 経筋 | 病症 | 其病内急．心承伏梁．下爲肘網．其病當所過者．支轉筋筋痛．……其成伏梁唾血膿者．死不治．……名日季冬痺也． | 『霊枢』経筋 |
| | 治療法 | 治在燔鍼劫刺．以知爲數．以痛爲輸． | |
| 経絡 | 経気厥逆 | 手心主少陰厥逆．心痛引喉．身熱．死不可治． | 『素問』厥論 |
| | 経気終 | 少陰終者．面黒．齒長而垢．腹脹閉．上下不通而終矣． | 『素問』診要経終論 |

| | | 経気絶 | 手少陰氣絶. 則脉不通. ……脉不通. 則血不流. 血不流. 則髦色不澤. 故其面黑如漆柴者. 血先死. 壬篤癸死. 水勝火也. | 『霊枢』経脈 |

## ●手太陽小腸経の病候

| | 経脈の変動で分類 | 病候 | 出典 |
|---|---|---|---|
| **本経** | 是動病 | 是動. 則病嗌痛頷腫. 不可以顧. 肩似拔. 臑似折. | 『霊枢』経脈 |
| | 是主液所生病 | 是主液所生病者. 耳聾. 目黄. 頰腫. 頚頷肩臑肘臂外後廉痛. | |
| | 治療法 | 爲此諸病. 盛則寫之. 虚則補之. 熱則疾之. 寒則留之. 陷下則灸之. 不盛不虚. 以經取之. 盛者. 人迎大再倍于寸口. 虚者. 人迎反小于寸口也. | |
| **絡脈** | 実 | 實則節弛肘廢. | |
| | 虚 | 虚則生肬. 小者如指痂疥. | |
| | 治療法 | 取之所別也. | |
| **経別** | 記載なし | 記載なし | 『霊枢』経別 |
| **経筋** | 病症 | 其病小指支肘内鋭骨後廉痛. 循臂陰. 入腋下. 腋下痛. 腋後廉痛. 繞肩胛. 引頚而痛. 應耳中鳴痛. 引頷. 目瞑. 良久乃得視. 頚筋急. 則爲筋瘻頚腫. 其痛當所過者. 支轉筋. ……名曰仲夏痺也. | 『霊枢』経筋 |
| | 治療法 | 治在燔鍼劫刺. 以知爲數. 以痛爲輸. 其爲腫者. 復而鋭之. | |
| **経絡** | 経気厥逆 | 手太陽厥逆, 耳聾泣出, 項不可以顧, 腰不可以俯仰 | 『素問』厥論 |
| | 経気終 | 太陽之脈, 其終也戴眼反折瘛瘲, 其色白, 絶汗乃出, 出則死矣. | 『素問』診要経終論 |

## ●足太陽膀胱経の病候

| | 経脈の変動で分類 | 病候 | 出典 |
|---|---|---|---|
| **本経** | 是動病 | 是動. 則病衝頭痛. 目似脱. 項如拔. 脊痛. 腰似折. 髀不可以曲. 膕如結. 踹如裂. 是爲踝厥. | 『霊枢』経脈 |
| | 是主筋所生病 | 是主筋所生病者. 痔. 瘧. 狂癲疾. 頭顖項痛. 目黄. 涙出. 鼽衄. 項背腰尻膕踹脚皆痛. 小指不用. | |
| | 治療法 | 爲此諸病. 盛則寫之. 虚則補之. 熱則疾之. 寒則留之. 陷下則灸之. 不盛不虚. 以經取之. 盛者. 人迎大再倍于寸口. 虚者. 人迎反小于寸口也. | |

150　付篇（参考資料）

| | | | |
|---|---|---|---|
| 絡脈 | 実 | 實則鼽窒頭背痛. | |
| | 虚 | 虚則鼽衄. | |
| | 治療法 | 取之所別也. | |
| 経別 | 記載なし | 記載なし | 『霊枢』経別 |
| 経筋 | 病症 | 其病小指支跟腫痛. 膕攣. 脊反折. 項筋急. 肩不擧. 腋支缺盆中紐痛. 不可左右搖. | 『霊枢』経筋 |
| | 治療法 | 治在燔鍼劫刺. 以知爲數. 以痛爲輸. 名曰仲春痹. | |
| 経絡 | 経気厥 | 巨陽之厥. 則腫首頭重. 足不能行. 發爲眴仆. | 『素問』厥論 |
| | 経気厥逆 | 太陽厥逆. 僵仆嘔血善衄. | |
| | 経気終 | 太陽之脉. 其終也. 戴眼. 反折瘈瘲. 其色白. 絶汗乃出. 出則死矣. | 『素問』診要経終論 |

## ●足少陰腎経の病候

| | 経脈の変動で分類 | 病候 | 出典 |
|---|---|---|---|
| 本経 | 是動病 | 是動. 則病飢不欲食. 面如漆柴. 欬唾則有血. 喝喝而喘. 坐而欲起. 目䀮䀮無所見. 心如懸. 若飢狀. 氣不足則善恐. 心惕惕如人將捕之. 是爲骨厥. | 『霊枢』経脈 |
| | 是主腎所生病 | 是主腎所生病者. 口熱. 舌乾. 咽腫. 上氣. 嗌乾及痛. 煩心心痛. 黄疸. 腸澼. 脊股内後廉痛. 痿厥嗜臥. 足下熱而痛. | |
| | 治療法 | 爲此諸病. 盛則寫之. 虚則補之. 熱則疾之. 寒則留之. 陷下則灸之. 不盛不虚. 以經取之. 灸則強食生肉. 緩帶被髮. 大杖重履而步. 盛者. 寸口大再倍于人迎. 虚者. 寸口反小于人迎也. | |
| 絡脈 | 気逆 | 氣逆則煩悶. | |
| | 実 | 實則閉癃. | |
| | 虚 | 虚則腰痛. | |
| | 治療法 | 取之所別也 | |
| 経別 | 記載なし | 記載なし | 『霊枢』経別 |
| 経筋 | 病症 | 其病足下轉筋. 及所過而結者. 皆痛及轉筋. 病在此者. 主癇瘈及痙. 在外者. 不能俛. 在内者不能仰. 故陽病者. 腰反折. 不能俛. 陰病者. 不能仰. ……名曰仲秋痹也. | 『霊枢』経筋 |
| | 治療法 | 治在燔鍼劫刺. 以知爲數. 以痛爲輸. 在内者. 熨引飲藥. 此筋折紐. 紐發數甚者. 死不治. | |

十四経脈の病候　151

| | | | |
|---|---|---|---|
| 経絡 | 経気厥 | 少陰之厥．則口乾溺赤．腹滿心痛． | 『素問』厥論 |
| | 経気厥逆 | 少陰厥逆．虛滿嘔變．下泄清． | |
| | 経気終 | 少陰終者．面黑．齒長而垢．腹脹閉．上下不通而終矣． | 『素問』診要経終論 |
| | 経気絶 | 足少陰氣絶．則骨枯．少陰者．冬脉也．伏行而濡骨髓者也．故骨不濡．則肉不能著也．骨肉不相親．則肉軟却．肉軟却．故齒長而垢．髮無澤．髮無澤者．骨先死．戊篤己死．土勝水也． | 『霊枢』経脈 |

## ●手厥陰心包経の病候

| | 経脈の変動で分類 | 病候 | 出典 |
|---|---|---|---|
| 本経 | 是動病 | 是動．則病手心熱．臂肘攣急．腋腫．甚則胸脇支滿．心中憺憺大動．面赤．目黃．喜笑不休． | 『霊枢』経脈 |
| | 是主脈所生病 | 是主脈所生病者．煩心．心痛．掌中熱． | |
| | 治療法 | 爲此諸病．盛則寫之．虛則補之．熱則疾之．寒則留之．陷下則灸之．不盛不虛．以經取之．盛者．寸口大一倍于人迎．虛者．寸口反小于人迎也． | |
| 絡脈 | 実 | 實則心痛 | |
| | 虚 | 虛則為煩心（※頭強） | |
| | 治療法 | 取之兩筋間也． | |
| 経別 | 記載なし | 記載なし | 『霊枢』経別 |
| 経筋 | 病症 | 其病當所過者．支轉筋．前及胸痛息賁．……名曰孟冬痺也． | 『霊枢』経筋 |
| | 治療法 | 治在燔鍼劫刺．以知爲數．以痛爲輸． | |
| 経絡 | 経気厥逆 | 手心主少陰厥逆．心痛引喉．身熱．死不可治． | 『素問』厥論 |
| | 経気終 | 厥陰終者．中熱嗌乾．善溺．心煩．甚則舌卷卵上縮．而終矣． | 『素問』診要経終論 |

※手厥陰心包経の絡脈の虚性病変は原文では「頭強」であるが，『鍼灸甲乙経』や『脈経』は「煩心」とする。

## ●手少陽三焦経の病候

| | 経脈の変動で分類 | 病候 | 出典 |
|---|---|---|---|
| **本経** | 是動病 | 是動. 則病耳聾渾渾焞焞. 嗌腫喉痺. | 『霊枢』経脈 |
| | 是主気所生病 | 是主氣所生病者. 汗出. 目鋭眥痛. 頰痛. 耳後肩臑肘臂外皆痛. 小指次指不用. | |
| | 治療法 | 爲此諸病. 盛則寫之. 虛則補之. 熱則疾之. 寒則留之. 陷下則灸之. 不盛不虛. 以經取之. 盛者. 人迎大一倍于寸口. 虛者. 人迎反小于寸口也. | |
| **絡脈** | 実 | 病實則肘攣. | |
| | 虚 | 虛則不收. | |
| | 治療法 | 取之所別也. | |
| **経別** | 記載なし | 記載なし | 『霊枢』経別 |
| **経筋** | 病症 | 其病當所過者. 即支轉筋. 舌卷. ……名曰季夏痺也. | 『霊枢』経筋 |
| | 治療法 | 治在燔鍼劫刺. 以知爲數. 以痛爲輸. | |
| **経絡** | 経気厥逆 | 手陽明少陽厥逆, 発喉痺, 嗌腫, 痙 | 『素問』厥論 |
| | 経気終 | 少陽終者. 耳聾. 百節皆縱. 目睘絶系. 絶系一日半死. 其死也. 色先青白. 乃死矣. | 『素問』診要経終論 |

## ●足少陽胆経の病候

| | 経脈の変動で分類 | 病候 | 出典 |
|---|---|---|---|
| **本経** | 是動病 | 是動. 則病口苦. 善大息. 心脇痛. 不能轉側. 甚則面微有塵. 體無膏澤. 足外反熱. 是爲陽厥. | 『霊枢』経脈 |
| | 是主骨所生病 | 是主骨所生病者. 頭痛頷痛. 目鋭眥痛. 缺盆中腫痛. 腋下腫. 馬刀俠癭. 汗出振寒瘧. 胸脇肋髀膝外. 至脛絶骨外踝前. 及諸節皆痛. 小指次指不用. | |
| | 治療法 | 爲此諸病. 盛則寫之. 虛則補之. 熱則疾之. 寒則留之. 陷下則灸之. 不盛不虛. 以經取之. 盛者. 人迎大一倍于寸口. 虛者. 人迎反小于寸口也. | |
| **絡脈** | 実 | 實則厥. | |
| | 虚 | 虛則痿躄. 坐不能起. | |
| | 治療法 | 取之所別也. | |
| **経別** | 記載なし | 記載なし | 『霊枢』経別 |

十四経脈の病候　153

| 経筋 | 病症 | 其病小指次指支轉筋．引膝外轉筋．膝不可屈伸．膕筋急．前引髀．後引尻．即上乘胗季脇痛．上引缺盆膺乳．頸維筋急．從左之右．右目不開．上過右角．並蹻脉而行．左絡于右．故傷左角．右足不用．命曰維筋相交．……名曰孟春痺也． | 『霊枢』経筋 |
|---|---|---|---|
| | 治療法 | 治在燔鍼劫刺．以知爲數．以痛爲輸． | |
| 経絡 | 経気厥 | 少陽之厥．則暴聾煩腫而熱．脇痛．胻不可以運． | 『素問』厥論 |
| | 経気厥逆 | 少陽厥逆．機關不利．機關不利者．腰不可以行．項不可以顧．發腸癰．不可治．驚者死． | |
| | 経気終 | 少陽終者．耳聾．百節皆縱．目睘絶系．絶系一日半死．其死也．色先青白．乃死矣． | 『素問』診要経終論 |

## ●足厥陰肝経の病候

| | 経脈の変動で分類 | 病候 | 出典 |
|---|---|---|---|
| 本経 | 是動病 | 是動．則病腰痛不可以俛仰．丈夫㿉疝．婦人少腹腫．甚則嗌乾．面塵脱色． | 『霊枢』経脈 |
| | 是主肝所生病 | 是主肝所生病者．胸滿嘔逆．飱泄．狐疝．遺溺．閉癃． | |
| | 治療法 | 爲此諸病．盛則寫之．虛則補之．熱則疾之．寒則留之．陷下則灸之．不盛不虛．以經取之．盛者．寸口大一倍于人迎．虛者．寸口反小于人迎也． | |
| 絡脈 | 気逆 | 氣逆則睾腫卒疝． | |
| | 実 | 實則挺長． | |
| | 虚 | 虛則暴癢． | |
| | 治療法 | 取之所別也 | |
| 経別 | 記載なし | 記載なし | 『霊枢』経別 |
| 経筋 | 病症 | 其病足大指支内踝之前痛．内輔痛．陰股痛轉筋．陰器不用．傷於内．則不起．傷於寒．則陰縮入．傷於熱．則縱挺不收．……命曰季秋痺也． | 『霊枢』経筋 |
| | 治療法 | 治在行水清陰氣．其病轉筋者．治在燔鍼劫刺．以知爲數．以痛爲輸． | |
| 経絡 | 経気厥 | 厥陰之厥．則少腹腫痛．腹脹．涇溲不利．好臥屈膝．陰縮腫．胻内熱． | 『素問』厥論 |
| | 経気厥逆 | 厥陰厥逆．攣腰痛虛滿．前閉譫言． | |
| | 経気終 | 厥陰終者．中熱嗌乾．善溺．心煩．甚則舌卷卵上縮而終矣． | 『素問』診要経終論 |

| | | 経気絶 | 足厥陰氣絶．則筋絶．厥陰者．肝脉也．肝者．筋之合也．筋者．聚于陰氣．而脉絡于舌本也．故脉弗榮．則筋急．筋急則引舌與卵．故唇青舌卷卵縮．則筋先死．庚篤辛死．金勝木也． | 『霊枢』経脈 |

※『霊枢』経脈篇には，このほか，五陰気絶と六陽気絶として，「五陰氣倶絶．則目系轉．轉則目運．目運者．爲志先死．志先死．則遠一日半死矣．六陽氣絶．則陰與陽相離．離則腠理發泄．絶汗乃出．故旦占夕死．夕占旦死」の記載がある。

## ●任脈の病候

| | | | 病候 | 出典 |
|---|---|---|---|---|
| **本経** | 病症 | | 任脉爲病．男子内結七疝．女子帶下瘕聚． | 『素問』骨空論 |
| | | | 任之爲病．其内苦結．男子爲七疝．女子爲瘕聚． | 『難経』二十九難 |
| **絡脈** | 病症 | 実 | 實則腹皮痛 | 『霊枢』経脈 |
| | | 虚 | 虚則癢搔 | |
| | 治療法 | | 取之所別． | |

## ●督脈の病候

| | | | 病候 | 出典 |
|---|---|---|---|---|
| **本経** | | | 督脉爲病．脊強反折．……此生病．從少腹上．衝心而痛．不得前後．爲衝疝．其女子不孕．癃痔遺溺嗌乾． | 『素問』骨空論 |
| | 治療法 | | 督脉生病．治督脉．治在骨上（曲骨穴）．甚者在齊下營（陰交穴，もしくは関元穴）． | |
| **絡脈** | 實 | | 實則脊強． | 『霊枢』経脈 |
| | 虚 | | 虚則頭重．高搖之．挾脊之有過者．（調べる場合，患者の頭項部を動揺させると，挾脊の脈に病変があることをみつけることができる） | |
| | 治療法 | | 取之所別． | |
| | | | 督之爲病．脊強而厥． | 『難経』二十九難 |

**資料14**

# 『新版　経絡経穴概論』の経絡流注

※日本の各鍼灸学校で現在（2016年）使っている日本理療科教員連盟と公益社団法人 東洋
　療法学校協会が作成した経絡経穴教科書

## ●手太陰肺経

　手の太陰肺経は，中焦に起こり，下って大腸を絡い，かえりて噴門部をめぐり，横隔膜
を貫いて肺に属する。肺から気管，喉頭をめぐって腋下に出て，上腕前外側，肘窩［尺沢］，
前腕前外側，手関節前面横紋外端の橈骨動脈拍動部［太淵］，母指球外側を経て，母指外側
端に終わる。

　前腕下部［列欠］より分かれた支脈が，示指外側端に至り，手の陽明大腸経につながる。

## ●手陽明大腸経

　手の陽明大腸経は，手の太陰肺経の脈気を受けて示指外側端に起こり，示指外縁をめぐっ
て，第1・第2中手骨間の手背側［合谷］に出て，長・短母指伸筋腱の間［陽渓］に入る。
前腕後外側（長橈側手根伸筋と短橈側手根伸筋との間）を上り，肘窩横紋外端［曲池］，上
腕後外側，肩を上り，［大椎］に出る。［大椎］から大鎖骨上窩を下り，肺を絡い横隔膜を貫
いて大腸に属する。

　大鎖骨上窩で分かれた支脈は，頸部を上り，頬を貫き，下歯に入り，かえり出て口をはさ
み，人中で左右交差し，鼻孔をはさんで，鼻翼外方で足の陽明胃経につながる。

## ●足陽明胃経

　足の陽明胃経は，手の陽明大腸経の脈気を受けて鼻翼外方に起こり，鼻根部で足の太陽膀
胱経と交わり，鼻の外側を下り，上歯に入り，かえり出て口をはさみ唇をめぐり，オトガイ
で交わる。戻って，顔面動脈拍動部［大迎］，下顎角，耳前から髪際をめぐり，額中央に至る。

　［大迎］から分かれた支脈は，総頸動脈拍動部［人迎］，気管をめぐり，大鎖骨上窩に入り，
横隔膜を貫いて，胃に属し，脾を絡う。

　本経は，大鎖骨上窩より，胸部では前正中線外方4寸を，腹部では前正中線外方2寸を下
り，幽門部に起こり腹部を下る支脈と，鼠径部の大腿動脈拍動部［気衝］で合流し，大腿前
外側，膝蓋骨，下腿前面を下って，足背から足の第2指外側端に終わる。

　膝下3寸から分かれた支脈は，下腿前面を下り，足の第3指外側端に出る。

　足背で分かれた支脈は，足の第1指内側端に至り，足の太陰脾経につながる。

## ●足太陰脾経

　足の太陰脾経は，足の陽明胃経の脈気を受けて足の第1指内側端に起こり，表裏の境目に
沿って内果の前を通り，脛骨の後に沿って下腿内側を上り，足の厥陰肝経と交わって前に出

156　付篇（参考資料）

て，膝を経て大腿前内側を上る。腹部では前正中線外方4寸を上りながら，任脈，胆経，肝経に交わった後，脾に属し，胃を絡う。

さらに，横隔膜を貫き，胸部では前正中線外方6寸を上り，外に曲がって側胸部中央［大包］に至る。さらに，上に向かい［中府］を通り，食道をはさみ，舌根につらなり舌下に広がる。

また，上腹部より分かれた支脈は，横隔膜を貫き，心中で，手の少陰心経につながる。

## ●手少陰心経

手の少陰心経は，足の太陰脾経の脈気を受けて心中に起こり，心系（心臓，大動脈など）に属し，横隔膜を貫いて下り，小腸を絡う。心系より分かれた支脈は，上って咽喉をはさみ，目につながる。

本経は，心系から肺を経て，腋下［極泉］に出て，上腕前内側，肘窩横紋の内端，前腕前内側，手掌を経て小指外側端に至り，手の太陽小腸経につながる。

## ●手太陽小腸経

手の太陽小腸経は，手の少陰心経の脈気を受けて小指内側端に起こり，手の内側，前腕後内側，尺骨神経溝［小海］，上腕後内側を上り，肩関節に出て，肩甲骨をめぐり，肩上から，大鎖骨上窩に入り，下って心を絡う。咽喉，食道をめぐったのち，横隔膜を貫いて胃に至り，小腸に属する。

大鎖骨上窩で分かれた支脈は頸をめぐり，頬に上り，外眼角に至り，耳の中に入る。頬から分かれた支脈は，鼻を通って内眼角に至り，足の太陽膀胱経につながる。

## ●足太陽膀胱経

足の太陽膀胱経は，手の太陽小腸経の脈気を受けて内眼角に起こり，前頭部を上り，頭頂部［百会］で左右が交わる。頭頂部［百会］で分かれる支脈は，耳の上に行き側頭部に広がる。本経は頭頂部より入って脳につらなり，かえり出て分かれて項を下り，肩甲骨の内側をめぐって脊柱の両側，後正中線外方1寸5分を下り，腰部で脊柱起立筋を通り，腎を絡い，膀胱に属する。

本経は，腰から下って，殿部，大腿部後面を下って膝窩に入る。後頸部で分かれたもう一本の支脈は，脊柱の両側，後正中線外方3寸を下り，殿部，大腿後外側を下り，膝窩中央［委中］で本経と合流する。さらに下腿後面（腓腹筋）を下り，下腿後外側，外果後方を通って足の第5指外側端に至り，足の少陰腎経につながる。

## ●足少陰腎経

足の少陰腎経は，足の太陽膀胱経の脈気を受けて足の第5指の下に起こり，斜めに足底中央［湧泉］に向かい，舟状骨粗面の下に出て内果の後［太渓］をめぐり，分かれて踵に入る。下腿後内側，膝窩内側，大腿後内側を上り，体幹では腹部の前正中線外方5分，胸部では前正中線外方2寸を上り，本経と合流する。

大腿後内側で分かれた本経は，脊柱を貫いて，腎に属し，膀胱を絡う。

さらに，腎より上って，肝，横隔膜を貫いて，肺に入り，気管をめぐって舌根をはさんで終わる。

胸部で分かれた支脈は心につらなり，胸中で手の厥陰心包経につながる。

## ●手厥陰心包経

手の厥陰心包経は，足の少陰腎経の脈気を受けて胸中に起こり，心包に属し，横隔膜を貫いて三焦（上・中・下焦）を絡う。その支脈は，胸をめぐって腋窩に至る。上腕前面，肘窩，前腕前面（長掌筋（腱）と橈側手根屈筋（腱）との間），手掌を通り，中指先端中央［中衝］に終わる。

手掌の中央で分かれた支脈は，薬指内側端に至り，手の少陽三焦経につながる。

## ●手少陽三焦経

手の少陽三焦経は，手の厥陰心包経の脈気を受けて薬指内側端に起こり，手背，前腕後面，肘頭，上腕後面を上り，肩に上って胆経と交わり，大鎖骨上窩に入り，胸中より広がり，心包を絡い，横隔膜を貫いて三焦に属する。

胸中より分かれる支脈は，上って大鎖骨上窩に出て，項部から耳の後部，上部を経て側頭窩を過ぎ，目の下方に至る。耳の下で分かれた支脈は耳の後から中に入り前に出て，外眼角に至り，足の少陽胆経につながる。

## ●足少陽胆経

足の少陽胆経は，手の少陽三焦経の脈気を受けて外眼角に起こり，額角，耳の後，頸をめぐり，三焦経に交わり，大鎖骨上窩に入る。耳の後より分かれた支脈は，耳の中に入り，前に出て外眼角に至る。外眼角より分かれた支脈は，［大迎］へ下り三焦経に合し，目の下から頸を下り大鎖骨上窩で合流して，胸中に至り，横隔膜を貫き，肝を絡い，胆に属する。さらに，側腹部をめぐり鼠径部に出て，陰毛をめぐる。また，支脈は，大鎖骨上窩より腋窩に下り，季肋部を下る支脈と，股関節で合流する。そこから大腿外側，膝外側，腓骨の前を下って腓骨下端に至り，外果の前［丘墟］に出て，足背をめぐり，足の第4指外側端に終わる。

足背で分かれた支脈は，足の第1指端に至り，足の厥陰肝経につながる。

## ●足厥陰肝経

足の厥陰肝経は，足の少陽胆経の脈気を受けて足の第1指外側端に起こり，足背，内果の前，下腿前内側を上り，脾経と交わり，膝窩内側，大腿内側に沿って，陰毛の中に入り，生殖器をめぐって下腹に至り，側腹部を経て，胃をはさんで肝に属し，胆を絡う。さらに，横隔膜を貫き季肋に広がり，食道・気管，喉頭，目系（眼球，視神経）につらなり，額に出て，頭頂部［百会］で督脈と交わる。

目系から分かれた支脈は，頬の裏に下り唇の内側をめぐる。肝から分かれた支脈は，横隔

膜を貫いて肺を通って，中焦に至り，手の太陰肺経とつながる。

## ●任脈

任脈は，胞中（小骨盤腔）に起こり，会陰部に出て，腹部，胸部および前頸部の正中線を上り，喉に至り，下顎の正中から下歯齦に至り，顔面をめぐって目に入る。陰脈の海と呼ぶ。

## ●督脈

督脈は，胞中（小骨盤腔）に起こり，会陰部に出て，後正中線上を尾骨先端から腰部，背部，後頸部と上り，外後頭隆起直下［風府］に至り脳に入る。さらに頭部正中を通り，頭頂部［百会］に上り，顔面部正中を経て，上歯齦，上唇小帯の接合部［齦交］に終わる。陽脈の海と呼ぶ

**資料15**

# 経絡循行に関する歴代の論争点のいくつか

1　経脈は十一経脈か，十二経脈か？
　『帛書』『脈経』『黄帝内経』（『霊枢』本腧篇，陰陽繋日月篇など）は，
十一経脈で書いているが，『霊枢』経脈篇などは十二経脈にしている。
これをどう考えればよいか？

2　十二経脈が手太陰肺経から始まるのはなぜか？

3　手太陰肺経はなぜ，中焦から始まるのか？

4　足陽明胃経は陽経にもかかわらず，陰である腹部を流注していること
を，どのように考えるか？

5　手少陰心経だけは心に属さず，心系に属すとされるが，その理由はな
んなのか？

6　手三陰経脈では心経だけが頭部に上り目系に系っていることを，どう
考えるか？

7　『霊枢』根結篇には，「少陰は湧泉に根ざし，廉泉に結ぶ」とある。こ
の意味は「足少陰の経脈は湧泉穴より起こり，廉泉穴に終結する」と
解することができるが，この場合の廉泉とはなにを指すのか？　任脈
の廉泉穴と同じものなのか？

8　肝経と肺経は上焦で接続するのか，それとも中焦なのか？

160　付篇（参考資料）

# 用 語 索 引

## あ行

頞顬（あんせつ） …………………… 26
頞中（あんちゅう） ……………… 20, 21
頤（い） ……………… 21, 101, 106
頤頷（いがん） …………………… 91
胃口（いこう） ……………………… 3
咽（いん） ………………… 32, 45
陰器（いんき） ………… 27, 66, 99
陰股（いんこ） ………… 36, 66, 99
陰別（いんべつ） ………………… 103
陰陽脈（いんようみゃく） ………… 133
齲（う） …………………… 59
鋭骨（えいこつ） ……………… 39, 43
会厭（ええん） …………………… 67
嗌（えき） …………………… 36
腋（えき） …………………… 70
淵腋（えんえき） ………… 8, 42, 74
横骨（おうこつ） …………………… 67

## か行

踝（か） …………………… 45
外踝（がいか） ……………… 53, 92
会上（かいじょう） ……………… 13
外輔骨（がいほこつ） ……… 27, 85, 92
下極の兪（かきょくのゆ） ………… 110
膈（かく） ………… 3, 32, 61
膕（かく） ……… 52, 58, 61, 94
核骨（かくこつ） …………………… 32
角孫（かくそん） ………………… 59
額顱（がくろ） …………………… 21
牙車（がしゃ） …………………… 28
頷（かん） ……… 17, 49, 82, 92
骭（かん） …………………… 27

顑（かん） …………………… 28
悍気（かんき） …………………… 28
眼系（がんけい） ……………… 28, 59
関元（かんげん） ………………… 101
完骨（かんこつ） …………………… 74
気街（きがい） ……… 21, 85, 134
機関（きかん） …………………… 29
季脇（ききょう） ……… 9, 85, 91, 92
奇経（きけい） …………………… 133
岐骨（きこつ） …………………… 85
客主人（きゃくしゅじん） … 21, 28, 78
頄（きゅう） ……… 17, 27, 58, 92
脇（きょう） …………………… 70
頬車（きょうしゃ） ……………… 21
胸裏（きょうり） ……………… 9
脇肋（きょうろく） ……………… 94
曲牙（きょくが） ……………… 49, 82
曲頬（きょくきょう） …………… 16
魚後（ぎょご） …………………… 9
魚際（ぎょさい） ……………… 3, 8
髃（ぐう） …………………… 17
空竅（くうきょう） ……………… 28
髃骨の前廉（ぐうこつのぜんれん） …… 12
経筋（けいきん） ………………… 133
京骨（けいこつ） …………………… 53
経別（けいべつ） ………………… 133
経脈（けいみゃく） ……………… 133
経絡（けいらく） ………………… 133
缺［欠］盆（けつぼん） ……… 8, 9, 13,
16, 21, 27, 58, 85, 92
下廉（げれん） …………………… 3
顑（けん） …………………… 45
肩解（けんかい） ……………… 45, 49
肩髃（けんぐう） ……… 16, 48, 58
肩胛（けんこう） …………………… 45

161

| | |
|---|---|
| 肩髆（けんはく） | 52, 106 |
| 懸顱（けんろ） | 27 |
| 股（こ） | 61 |
| 股陰（こいん） | 94 |
| 項（こう） | 52, 109 |
| 尻（こう） | 57, 92 |
| 胛（こう） | 53 |
| 喉嗌（こうえき） | 26 |
| 合谷両骨の間<br>　（ごうこくりょうこつのあいだ） | 12 |
| 頏顙（こうそう） | 95 |
| 喉嚨（こうろう） | 8, 16, 21, 61, 74, 95 |
| 虎口（ここう） | 12 |
| 骨肉の際（こつにくのきわ） | 75 |
| 跟（こん） | 58, 61 |

### さ行

| | |
|---|---|
| 散（さん） | 8, 9 |
| 三陰（さんいん） | 36 |
| 篡間（さんかん） | 106 |
| 三毛（さんもう） | 85 |
| 散落（さんらく） | 77 |
| 之（し） | 8 |
| 次指（じし） | 3 |
| 膝股（しつこ） | 32 |
| 膝臏（しつひん） | 21 |
| 指天（してん） | 81 |
| 邪（しゃ） | 61, 67 |
| 十五絡脈（じゅうごらくみゃく） | 133 |
| 十四経（じゅうしけい） | 133 |
| 閏（じゅん） | 29 |
| 踵（しょう） | 58 |
| 繞（じょう） | 81 |
| 上骨（じょうこつ） | 3 |
| 小指（しょうし） | 66, 77 |
| 小指次指（しょうしじし） | 70 |
| 承漿（しょうしょう） | 21 |
| 掌中（しょうちゅう） | 8, 70, 75 |
| 小腹（しょうふく） | 94 |
| 少腹（しょうふく） | 106 |
| 滲灌（しんかん） | 29 |

| | |
|---|---|
| 心系（しんけい） | 39, 73 |
| 人迎（じんげい） | 21, 28 |
| 人中（じんちゅう） | 13 |
| 心包絡（しんぽうらく） | 70 |
| 寸口（すんこう） | 3 |
| 正（せい） | 8, 16, 26, 49, 57, 91 |
| 正経（せいけい） | 65, 133 |
| 脊（せき） | 52 |
| 赤白肉際（せきはくにくさい） | 10, 32 |
| 頗（せつ） | 45, 78, 85 |
| 絶骨（ぜつこつ） | 85 |
| 舌中（ぜつちゅう） | 35 |
| 舌本（ぜつほん） | 32 |
| 踹（せん） | 32, 53, 58, 61 |
| 前髃（ぜんぐう） | 9 |
| 腨腸（ぜんちょう） | 82 |
| 揔（そう） | 29 |
| 宗筋（そうきん） | 29 |
| 宗脈（そうみゃく） | 16 |
| 叢毛（そうもう） | 94 |
| 足跗（そくふ） | 21, 85, 90, 94 |
| 属絡（ぞくらく） | 133 |

### た行

| | |
|---|---|
| 太陰（たいいん） | 8, 43, 94 |
| 太陰少陰（たいいんしょういん） | 70 |
| 太陰と心主（たいいんとしんしゅ） | 39 |
| 大迎（だいげい） | 21 |
| 大指（だいし） | 3, 12, 36, 67 |
| 大指次指の端（だいしじしのたん） | 17 |
| 大指の上（だいしのうえ） | 9 |
| 太陽（たいよう） | 27 |
| 膻中（だんちゅう） | 77 |
| 地（ち） | 49 |
| 中極（ちゅうきょく） | 101 |
| 柱骨（ちゅうこつ） | 12, 16 |
| 中三指（ちゅうさんし） | 27 |
| 中焦（ちゅうしょう） | 3 |
| 肘中（ちゅうちゅう） | 3, 9 |
| 肘内側の両筋<br>　（ちゅうないそくのりょうきん） | 45 |

| | | | |
|---|---|---|---|
| 肘内の鋭骨（ちゅうないのえいこつ） …… | 49 | 跗上（ふじょう）…………………………… | 27 |
| 枕骨（ちんこつ）………………………… | 58, 66 | 賁（ふん）…………………………………… | 9 |
| 顤（つい）………………………………… | 65 | 分間（ぶんかん）………………………… | 8 |
| 手の表と腕（てのおもてとうで）……… | 77 | 賁下（ふんげ）…………………………… | 9 |
| 巓（てん）………………………………… | 52, 95 | 別（べつ）………………………………… | 8, 98 |
| 巓上（てんじょう）……………………… | 92, 106 | 輔骨（ほこつ）…………………………… | 27 |
| 膧（どう）………………………………… | 3, 17 | 本節（ほんせつ）………………………… | 10 |
| 膧陰（どういん）………………………… | 10 | | |
| 膧の外前廉（どうのがいぜんれん）……… | 12 | **ま行** | |
| 頭角（とうかく）………………………… | 84 | 耳の上角（みみのじょうかく）………… | 52 |

**な行**

| | | | |
|---|---|---|---|
| | | 面（めん）………………………………… | 27 |
| 内踝（ないか）………………… | 32, 61, 94 | 毛際（もうさい）………………………… | 85, 91 |
| 内輔の下（ないほのげ）……………… | 66, 99 | 毛中（もうちゅう）……………………… | 94 |
| 然谷（ねんこく）………………………… | 61 | 目鋭眥（もくえいし）………………… | 45, 78, 84 |
| 納（のう）………………………………… | 21 | 目系（もくけい）……………… | 26, 39, 91, 95 |
| | | 目下網（もくげもう）…………………… | 27 |

**は行**

| | | | |
|---|---|---|---|
| | | 目上網（もくじょうもう）……………… | 27, 58 |
| 肺系（はいけい）………………………… | 3 | 目内眥（もくないし）………………… | 42, 45, 52 |
| 白肉際（はくにくさい）………………… | 10 | 目本（もくほん）………………………… | 59 |
| 歯に偏す（はにへんす）………………… | 16 | | |
| 臂（ひ）………………… | 3, 17, 43, 74 | **や行** | |
| 臂の上廉（ひのじょうれん）…………… | 12 | 腰骨（ようこつ）………………………… | 10 |
| 臂の内廉（ひのないれん）……………… | 49 | 膺乳（ようにゅう）……………………… | 16, 92 |
| 髀（ひ）………………… | 27, 36, 53, 91, 92 | 陽明（ようめい）………………………… | 8, 29 |
| 尾翳（びえい）…………………………… | 102 | | |
| 髀厭（ひえん）…………………………… | 85 | **ら行** | |
| 臂外の両骨（ひがいのりょうこつ）……… | 77 | 絡脈（らくみゃく）……………………… | 133 |
| 髀関（ひかん）…………………………… | 21 | 膂（りょ）……………… | 52, 57, 66, 106, 109 |
| 臂骨（ひこつ）…………………………… | 45 | 両筋（りょうきん）……………………… | 12, 70 |
| 膝の内輔骨（ひざのないほこつ）……… | 36 | 両骨の会（りょうこつのかい）…………… | 75 |
| 肘の外廉（ひじのがいれん）…………… | 12 | 両指の間（りょうしのかん）…………… | 77 |
| 髀枢（ひすう）………………………… | 27, 53 | 流注（るちゅう）………………………… | 133 |
| 皮部（ひぶ）……………………………… | 133 | 歴（れき）………………………………… | 70 |
| 髀陽（ひよう）…………………………… | 85 | 六合（ろくごう）………………………… | 8 |
| 肵（びょう）……………………………… | 92 | | |
| 標本根結（ひょうほんこんけつ）……… | 134 | **わ行** | |
| 表裏（ひょうり）………………………… | 133 | | |
| 風府（ふうふ）…………………………… | 110 | 腕（わん）………………………… | 3, 17, 45 |
| 伏兎（ふくと）………………………… | 21, 27 | | |

163

# 経穴索引

## あ行

| | |
|---|---|
| 彧中（いくちゅう） | 63 |
| 委中（いちゅう） | 55 |
| 委陽（いよう） | 55, 80 |
| 陰交（いんこう） | 72 |
| 陰谷（いんこく） | 62 |
| 陰市（いんし） | 25 |
| 陰都（いんと） | 63 |
| 隠白（いんぱく） | 34 |
| 陰包（いんぽう） | 97 |
| 殷門（いんもん） | 55 |
| 陰陵泉（いんりょうせん） | 34 |
| 陰廉（いんれん） | 97 |
| 雲門（うんもん） | 98 |
| 翳風（えいふう） | 80, 88 |
| 会陰（えいん） | 102 |
| 液門（えきもん） | 79 |
| 会陽（えよう） | 55 |
| 淵腋（えんえき） | 41, 88, 97 |
| 横骨（おうこつ） | 62 |

## か行

| | |
|---|---|
| 外関（がいかん） | 79 |
| 外陵（がいりょう） | 25 |
| 角孫（かくそん） | 80, 87 |
| 禾髎（かりょう） | 15 |
| 頷厭（がんえん） | 80, 87 |
| 関元（かんげん） | 62, 97, 102 |
| 完骨（かんこつ） | 54, 87 |
| 間使（かんし） | 72 |
| 関衝（かんしょう） | 79 |
| 環跳（かんちょう） | 55, 88 |
| 気街（きがい）［気衝］ | 25, 63, 88 |

| | |
|---|---|
| 気穴（きけつ） | 62 |
| 気戸（きこ） | 24 |
| 期門（きもん） | 88, 97 |
| 箕門（きもん） | 34 |
| 客主人（きゃくしゅじん）［上関］ | 24, 87 |
| 丘墟（きゅうきょ） | 89 |
| 鳩尾（きゅうび） | 7 |
| 急脈（きゅうみゃく） | 97 |
| 窈陰（きょういん）［頭窈陰］ | 54, 87 |
| 窈陰（きょういん）［足窈陰］ | 89 |
| 頬車（きょうしゃ） | 24, 88 |
| 俠白（きょうはく） | 7 |
| 曲垣（きょくえん） | 47 |
| 曲骨（きょくこつ） | 97, 102 |
| 曲差（きょくさ） | 54 |
| 曲泉（きょくせん） | 97 |
| 極泉（きょくせん） | 41 |
| 曲沢（きょくたく） | 72 |
| 曲池（きょくち） | 15 |
| 玉枕（ぎょくちん） | 54 |
| 曲鬢（きょくびん） | 54, 87 |
| 魚際（ぎょさい） | 7 |
| 居髎（きょりょう） | 89 |
| 経渠（けいきょ） | 7 |
| 迎香（げいこう） | 15 |
| 瘈脈（けいみゃく） | 80 |
| 京門（けいもん） | 89 |
| 下関（げかん） | 24, 88 |
| 下脘（げかん） | 25, 34, 41 |
| 郄門（げきもん） | 72 |
| 血海（けっかい） | 34 |
| 欠盆（けつぼん） | 15, 24, 47, 79, 88 |
| 下髎（げりょう） | 89 |
| 下廉（げれん）［下巨虚］ | 25 |
| 肩髃（けんぐう） | 15 |

| | | | |
|---|---|---|---|
| 懸鐘（けんしょう） | ……………… 89 | 少海（しょうかい） | ……………… 41 |
| 肩井（けんせい） | ……………… 79, 88 | 上脘（じょうかん） | ……………… 24 |
| 肩貞（けんてい） | ……………… 47 | 承泣（しょうきゅう） | ……………… 15, 24 |
| 懸釐（けんり） | ……………… 80, 87 | 商曲（しょうきょく） | ……………… 63 |
| 肩髎（けんりょう） | ……………… 79 | 承筋（しょうきん） | ……………… 55 |
| 顴髎（けんりょう） | ……………… 47, 80 | 承山（しょうざん） | ……………… 55 |
| 懸顱（けんろ） | ……………… 87 | 少商（しょうしょう） | ……………… 7 |
| 行間（こうかん） | ……………… 25, 97 | 少衝（しょうしょう） | ……………… 41 |
| 後渓（こうけい） | ……………… 47 | 承漿（しょうしょう） | ……………… 24 |
| 膏肓（こうこう） | ……………… 55 | 少沢（しょうたく） | ……………… 47 |
| 合谷（ごうこく） | ……………… 15 | 少府（しょうふ） | ……………… 41 |
| 孔最（こうさい） | ……………… 7 | 承扶（しょうふ） | ……………… 55 |
| 交信（こうしん） | ……………… 62 | 章門（しょうもん） | ……………… 88, 97 |
| 肓腧［肓兪］（こうゆ） | ……………… 25, 63 | 衝門（しょうもん） | ……………… 34, 97 |
| 合陽（ごうよう） | ……………… 55 | 商陽（しょうよう） | ……………… 7, 15 |
| 巨虚（こきょ）［上・下巨虚］ | ……………… 25 | 衝陽（しょうよう） | ……………… 25 |
| 巨骨（ここつ） | ……………… 15 | 上髎（じょうりょう） | ……………… 89 |
| 五処（ごしょ） | ……………… 54 | 承霊（しょうれい） | ……………… 87 |
| 五里（ごり）［足五里］ | ……………… 97 | 消濼（しょうれき） | ……………… 79 |
| 巨髎（こりょう） | ……………… 24 | 上廉（じょうれん）［上巨虚］ | ……………… 25 |
| 崑崙（こんろん） | ……………… 55 | 食竇（しょくとく） | ……………… 97 |
| | | 四髎（しりょう） | ……………… 55 |
| | | 人迎（じんげい） | ……………… 24, 63, 98 |
| **さ行** | | 神蔵（しんぞう） | ……………… 63 |
| | | 人中（じんちゅう）［水溝］ | ……………… 109 |
| 三陰交（さんいんこう） | ……………… 62, 97 | 神庭（しんてい） | ……………… 24 |
| 三間（さんかん） | ……………… 15 | 神封（しんぽう） | ……………… 63 |
| 山根（さんこん） | ……………… 15 | 神門（しんもん） | ……………… 41 |
| 攅竹（さんちく） | ……………… 54 | 頭維（ずい） | ……………… 24 |
| 至陰（しいん） | ……………… 55 | 水溝（すいこう） | ……………… 15 |
| 二間（じかん） | ……………… 15 | 水分（すいぶん） | ……………… 7 |
| 支溝（しこう） | ……………… 79 | 晴明（せいめい） | ……………… 24, 54 |
| 糸竹空（しちくくう） | ……………… 80, 88 | 青霊（せいれい） | ……………… 41 |
| 膝関（しつかん） | ……………… 97 | 清冷淵（せいれいえん） | ……………… 79 |
| 日月（じつげつ） | ……………… 88, 97 | 石関（せきかん） | ……………… 63 |
| 四白（しはく） | ……………… 24, 98 | 絶骨（ぜっこつ） | ……………… 89 |
| 四満（しまん） | ……………… 62 | 前谷（ぜんこく） | ……………… 47 |
| 耳門（じもん） | ……………… 80 | 顴顬（そうじゅ）［脳空］ | ……………… 88 |
| 尺沢（しゃくたく） | ……………… 7 | 率谷（そっこく） | ……………… 54, 87 |
| 臑会（じゅえ） | ……………… 79 | | |
| 臑腧［臑兪］（じゅゆ） | ……………… 47 | | |
| 正営（しょうえい） | ……………… 87 | | |
| 小海（しょうかい） | ……………… 47 | | |

165

## た行

| 太淵（たいえん） | 7 |
|---|---|
| 大赫（だいかく） | 62 |
| 太渓（たいけい） | 62 |
| 大迎（だいげい） | 24, 88, 98 |
| 大杼（だいじょ） | 54 |
| 太衝（たいしょう） | 97 |
| 大鍾（だいしょう） | 62 |
| 大椎（だいつい） | 15, 47, 54, 80, 88 |
| 大都（だいと） | 34 |
| 大敦（だいとん） | 97 |
| 太白（たいはく） | 34 |
| 大包（だいほう） | 34, 97 |
| 帯脈（たいみゃく） | 89 |
| 大陵（だいりょう） | 72 |
| 膻中（だんちゅう） | 47, 63, 72, 79 |
| 地機（ちき） | 34 |
| 築賓（ちくひん） | 62 |
| 地倉（ちそう） | 24, 98 |
| 秩辺（ちっぺん） | 55 |
| 中脘（ちゅうかん） | 7, 24, 34, 72, 98 |
| 中極（ちゅうきょく） | 62, 97, 102 |
| 中渚（ちゅうしょ） | 79 |
| 中衝（ちゅうしょう） | 72 |
| 中注（ちゅうちゅう） | 63 |
| 中都（ちゅうと） | 97 |
| 中瀆（ちゅうとく） | 89 |
| 中府（ちゅうふ） | 7 |
| 中封（ちゅうほう） | 97 |
| 中髎（ちゅうりょう） | 89 |
| 肘髎（ちゅうりょう） | 15 |
| 聴会（ちょうえ） | 87 |
| 聴宮（ちょうきゅう） | 47, 80, 88 |
| 長強（ちょうきょう） | 62 |
| 輒筋（ちょうきん） | 89 |
| 通谷（つうこく） | 63 |
| 通天（つうてん） | 54 |
| 手五里（てごり） | 15 |
| 天衝（てんしょう） | 54, 87 |
| 天枢（てんすう） | 15, 25 |
| 天井（てんせい） | 79 |

| 天泉（てんせん） | 72 |
|---|---|
| 天宗（てんそう） | 47 |
| 天窓（てんそう） | 47 |
| 天池（てんち） | 72, 88 |
| 天柱（てんちゅう） | 54 |
| 天鼎（てんてい） | 15 |
| 天府（てんぷ） | 7 |
| 天牖（てんゆう） | 80, 88 |
| 天容（てんよう） | 47 |
| 天髎（てんりょう） | 79 |
| 瞳子髎（どうしりょう） | 87 |
| 陶道（とうどう） | 54 |
| 犢鼻（とくび） | 25 |

## な行

| 内関（ないかん） | 72 |
|---|---|
| 内庭（ないてい） | 25 |
| 乳根（にゅうこん） | 25 |
| 乳中（にゅうちゅう） | 24 |
| 然谷（ねんこく） | 62 |
| 脳空（のうくう） | 87 |

## は行

| 魄戸（はっこ） | 55 |
|---|---|
| 髀関（ひかん） | 25 |
| 臂臑（ひじゅ） | 15 |
| 百会（ひゃくえ） | 54, 98 |
| 風池（ふうち） | 87 |
| 風門（ふうもん） | 54 |
| 伏兎（ふくと） | 25 |
| 復溜（ふくりゅう） | 62 |
| 浮郄（ふげき） | 55 |
| 府舎（ふしゃ） | 34, 97 |
| 腹結（ふっけつ） | 34 |
| 扶突（ふとつ） | 15 |
| 浮白（ふはく） | 54, 87 |
| 附分（ふぶん） | 55 |
| 秉風（へいふう） | 47, 88 |
| 僕参（ぼくしん） | 55 |
| 歩廊（ほろう） | 63 |

本神（ほんじん）……………………………… 87

## ま行

目窓（もくそう）……………………………… 87

## や行

湧泉（ゆうせん）……………………………… 62
幽門（ゆうもん）……………………………… 63
兪府（ゆふ）…………………………………… 63
陽関（ようかん）［膝陽関］………………… 89
陽渓（ようけい）……………………………… 15
陽交（ようこう）……………………………… 89
陽谷（ようこく）……………………………… 47
陽池（ようち）………………………………… 79
陽白（ようはく）……………………………… 87
陽輔（ようほ）………………………………… 89
陽陵泉（ようりょうせん）………………… 89

## ら行

絡却（らっきゃく）…………………………… 54
臨泣（りんきゅう）［頭臨泣］………… 87, 98
臨泣（りんきゅう）［足臨泣］……………… 89
霊墟（れいきょ）……………………………… 63
蠡溝（れいこう）……………………………… 97
厲兌（れいだ）………………………………… 25
霊道（れいどう）……………………………… 41
列欠（れっけつ）……………………………… 7
労宮（ろうきゅう）…………………………… 72
漏谷（ろうこく）……………………………… 34
顱息（ろそく）………………………………… 80

## わ行

和髎（わりょう）………………………… 80, 88
腕骨（わんこつ）……………………………… 47

167

## 【略歴】

浅川　要（あさかわ・かなめ）

1946年，東京都生まれ。1971年，早稲田大学第一文学部東洋史学科卒，中国通信社勤務。1975年，東京高等鍼灸学校（現・東京医療専門学校）卒。横山瑞生氏に師事。白鬚橋病院，富士見病院勤務を経て浅川鍼灸治療院開業。現在，東京中医鍼灸センター院長，東京医療福祉専門学校教員養成科講師，日本中医学会理事。

訳書：『針灸学』『針灸配穴』（刊々堂），『経絡反応帯療法』『吸玉療法』『針灸経穴辞典』『難経解説』『中医針灸学の治法と処方』（東洋学術出版社），監訳：『中国気功学』『［詳解］中医基礎理論』『中医基本用語辞典』（東洋学術出版社）など多数。著書：『針師のお守り　針灸よもやま話』『続・針師のお守り―針灸よもやま話―』（東洋学術出版社），監修：『プロが教える東洋医学のすべてがわかる本』『基本としくみがよくわかる東洋医学の教科書』（ナツメ社）

# 古典から学ぶ経絡の流れ

| 2017年8月10日 | 第1版第1刷発行 |
|---|---|

| 編 著 者 | 浅川　要 |
|---|---|
| 発　　行 | 井ノ上　匠 |
| 発 行 所 | 東洋学術出版社 |
| | 272-0021　千葉県市川市八幡2-16-15-405 |
| | 販売部　電話 047 (321) 4428　FAX 047 (321) 4429 |
| | 　　　　e-mail　hanbai@chuui.co.jp |
| | 編集部　電話 047 (335) 6780　FAX 047 (300) 0565 |
| | 　　　　e-mail　henshu@chuui.co.jp |
| | ホームページ　http://www.chuui.co.jp |

装幀デザイン／山口方舟

印刷・製本／上野印刷所

◎本体はカバーに表示してあります　　◎落丁，乱丁本はお取り替えいたします

ⓒ 2017　Printed in Japan　　　ISBN978-4-904224-47-2　C3047

中医学の魅力に触れ，実践する

# [季刊] 中医臨床

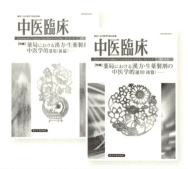

### ●――湯液とエキス製剤を両輪に

中医弁証の力を余すところなく発揮するには，湯液治療を身につけることが欠かせません。病因病機を審らかにして治法を導き，ポイントを押さえて処方を自由に構成します。一方エキス剤であっても限定付ながら，弁証能力を向上させることで臨機応変な運用が可能になります。各種入門講座や臨床報告の記事などから弁証論治を実践するコツを学べます。

### ●――中国の中医に学ぶ

現代中医学を形づくった老中医の経験を土台にして，中医学はいまも進化をつづけています。本場中国の経験豊富な中医師の臨床や研究から，最新の中国中医事情に至るまで，編集部独自の視点で情報をピックアップして紹介します。翻訳文献・インタビュー・取材記事・解説記事・ニュース……など，多彩な内容です。

### ●――薬と針灸の基礎理論は共通

中医学は薬も針も共通の生理観・病理観にもとづいている点が特徴です。針灸の記事だからといって医師や薬剤師の方にとって無関係なのではなく，逆に薬の記事のなかに鍼灸師に役立つ情報が詰まっています。好評の長期連載「弁証論治トレーニング」では，共通の症例を針と薬の双方からコメンテーターが易しく解説しています。

### ●――古典の世界へ誘う

『内経』以来２千年にわたって連綿と続いてきた古典医学を高度に概括したものが現代中医学です。古典のなかには，再編成する過程でこぼれ落ちた智慧がたくさん残されています。しかし古典の世界は果てしなく広く，つかみどころがありません。そこで本誌では古典の世界へ誘う記事を随時企画しています。

- ●定　　価　本体1,571円＋税（送料別210円）
- ●年間予約　本体1,571円＋税　4冊（送料共）
- ●3年予約　本体1,429円＋税　12冊（送料共）

フリーダイヤルＦＡＸ
0120-727-060

東洋学術出版社

〒272-0021　千葉県市川市八幡 2-16-15-405
電話：（047）321-4428
E-mail：hanbai@chuui.co.jp
URL：http://www.chuui.co.jp